心の冷えとり

人生を変えるのに必要な38のレッスン

日々こんなにも頑張っているあなたが、
心から幸せになれないのはなぜでしょう？
傷つきながら、さまざまな不調に悩まされたり、
心や体の病気になったりするのはなぜでしょう？
体の冷え症より怖い「心の冷え症」、
自覚していますか？

「心の冷え症」チェックリスト

当てはまるものにチェックを入れてみましょう。

- □ 最近、心と体がバラバラだと感じている。
- □ 自分がやらなければならないことが多すぎる。
- □ いつも言いたいことをぐっとのみ込む。
- □ こんなに頑張っているのに、全然報われない。
- □ 自分で動かない人が多くてイライラする。
- □ 休みの日にも予定が入っていないと落ち着かない。
- □ いつも同じパターンで人間関係がダメになる。
- □ 普段はおだやかなのに、特定の人には火がついたように怒ってしまう。
- □ 環境が変わっても、いつもすごく苦手な人が現れる。
- □ 失敗するのがとても怖い。

□他人に甘えられない。
□慢性的な頭痛・肩こり、腹痛などの痛みを伴う症状がある。
□定期的に原因がわからない不調で寝込むことがある。
□喉の奥に物が詰まっているような感じがしている。
□理想の子育てができていない。
□昔から親が苦手だ。
□年を追うごとに生きづらさを感じる。
□自分が好きではない。

【0個】……特に問題ありません。これからも心の健康に気をつけてください。

【1〜9個】……心の冷えの症状が出ています。これ以上冷えが進行しないようにしましょう。

【10個以上】……心が冷えきっています。この本は、あなたのための本です。

はじめに

本書を手にとっていただき、ありがとうございます。「心の冷え症チェックリスト」では、思い当たる項目がありましたか？

「体の冷えとりは知っているけど、心の冷えとりってどういうこと？」

「体のお医者さんが、なぜ心のことについて書くの？」

「心なんてそんなあやふやなもの、本当にどうにかできるの？」

そんないくつもの「？」をお持ちかもしれませんね。

私はこれまで二十年近く、大学病院やクリニックで延べ約四万人の患者さんを診て、さまざまな体の不調に向き合ってきました。

そしていつしか体の不調の多くが、心の問題が体に出たものだということに気づいてからは、ブログやメルマガなどでも「本当の健康の話」を積極的に発信するようになったのです。

発信を始めた当初はその反響の大きさにびっくりしましたが、それだけたくさんの方が共感し、同じような心と体の不調を感じているのだとわかりましたので、今回は、さらに多くの方の手助けとなればと思い、本に書かせていただくことになりました。

たくさんの「心が冷え固まった結果」「心の冷えとりをした結果」を見てきた私だからこそわかり得た、**「心身ともに健康で幸せを実感できるようになる方法」**を、ぜひ多くのみなさんに共有したいのです。

まずは、心の冷えとはいったいどういうものなのか、簡単にご説明していきましょう。

私たちは生まれた瞬間から今まで、親などの周りの人からたくさんの、

「〇〇すべき」

「〇〇でなければならない」

という固定観念を受けとりながら生きてきました。

これらは私たちの心に染みつき、人生のあらゆる場面で私たちを思い通りにコントロールしようとする、**「呪い」**のようなものです。

その後何十年もかけて、これらと頑張って付き合っていくうちに、呪いたちはどんどん心の中で幅をきかせるようになっていきます。本来の自分の気持ちが見えなくなるまで、私たちをがんじがらめにしていくのです。

体は動かさないでいると、だんだん筋肉が減って代謝が落ち、柔軟性も失われて硬くなっていきますが、心も同じです。

呪いに縛られることに慣れきってしまった心は、動くことをあきらめ、どんどん柔軟性を失い、冷えて固まっていきます。

これが、「心の冷え」なのです。

心が冷えたまま生きていると、冒頭のチェックリストにあるような、自分にとって困った状況が次々と現れたり、

「いつも思い通りにならなくて苦しい」

「生きづらい」

と感じることが多くなります。

さらには、心を縛られ続けることで生じる慢性的なストレスや緊張は、体の中で神経伝達物質のバランスを崩し、**自分自身の体を実際に攻撃するようになりま**

す。東洋では昔からよく、**「心身一如《しんしんいちにょ》」「心と体はつながっている」**などと言われますが、これは本当のことなのです。

そして何年も何年も、自分で自分を攻撃し続けたらどうなるか、医師として、私はその結果を嫌というほど目にしてきました。

どの病院でも、外来はいつも体の不調を訴える人でごったがえしています。

その中にははっきりした病名がつかないもの——何をしても治らない頭痛、腹痛、倦怠感《けんたいかん》、不眠など、原因や治療法がはっきりしないまま、慢性的に繰り返す不調を抱えた人もたくさんやってきます。

私は多くのそんな患者さんを診察し、話を聞くにつれて、いつからか**これらの症状は患者さんの「心の冷えの問題」である**ことに気づいたのです。

体に表れる心の冷えの症状に対して、その場の苦痛を取り除くのに「薬」はとても有効な場合があるのですが、それはあくまで**対症療法**であって、その人が同じ生活、習慣、考え方、人間関係の構築の仕方などを続けている限り、**また同じ症状を繰り返したり、次は違うところからもっとひどい症状が出たりする**こともわかりました。

つまり多くの病気や症状というのは、人が自分に無理をさせ、それを続けてきた結果、

「もう無理だよ！　そろそろ気づいてよ」

と自分に意識を向けさせるための、**体や心からのサインだということです。**

そこでサインに気づいて無理をやめた人は、快方に向かうし、気づかずに同じような生活や考え方で無理を続けていった人は、**もっと大きな病気や困難がサインとして出てくるのです。**


心や体が取り返しのつかない病気になる前に、あなたにできることはたくさんあります。それは医者がやるのではありません。

本人が自分自身を変えていくことで、楽になったり、軽くなったり、治るものがたくさんあるのです。自分でできる、というより、**自分でしかできないその方法を、この本ではご紹介していこうと思います。**

1章から5章までを、私から出す「処方箋《しょほうせん》」としましたので、自分が自分の主

治医になったつもりで、一つ一つ読んで、感じて、行動してみてください。

心の冷えとりをすることによって、

「自分自身が本当に感じていること」

「今、自分がどうすれば幸せになれるのか」

を他人や環境に頼ることなく、自然にわかるようになります。

その結果、心身に無理をさせたり、他人に振りまわされたり、嫌なことを頑張り続ける必要がなくなりますので、**本来の健康的で幸せで、自分が心から納得できる「自分らしい生き方」ができるようになるのです。**

ほとんどの人が望む本当の幸せは、モノやお金だけでは得られません。

本書が、「今日一日、楽しかった」「今日が悪くても明日がある」、そう思って布団に入ることができるあなたに生まれ変わるための、よいきっかけになりますように。

内科医　小室朋子

もくじ

処方箋 その2

「本当の自分」の声を聞く

処方箋 その3

人間関係を根こそぎラクにする

処方箋 その4

親子関係の適正温度

処方箋 その5
「自分で決めた人生」で幸せになる

ブックデザイン　原田恵都子（ハラダ＋ハラダ）
カバーイラスト　深川優
DTP　NOAH
校正　大谷尚子
編集　佐藤葉子（WAVE出版）

処方箋その1

心のコリをほぐす準備運動

選択肢が増えるほど、私たちは自由になる

私たちは、幼い頃からたくさんの指示を出され、それに従い続けてきた結果、「こうでなければならない」が多くなりすぎてしまいました。

そのため、「こうでなければならない」ことができていない自分はダメな人間だ、といつまでたっても苦しみから抜け出せずにいるのです。

ですから、無数の「こうでなければならない」を一つ一つ検証し、今の自分に不要なこと、今の自分には似合わないことを外していくことによって、私たちはどんどん身軽になることができます。

これができて初めて、「こんなこともできない自分はダメなんだ」と自己卑下することから抜け出すことができるのです。

「こうでなければならない」を**「こうでなくてもいい」**に変えていくために、ち

ょっとした実験をしてみましょう。

例えば、「女性らしい格好をするのは私らしくない」と決めつけて、スカートは絶対履かないしほぼノーメイク。自分が女性らしくすることを禁じているような方もいますね。もちろんそういうスタイルが好きでしているのならいいのですが、いつからか自分の決めごとに自分を押しこめてしまっている場合もあります。

でも本当は、その日の気分で女性らしくしてもいいし、スタイリッシュにしてもいいし、手抜きにしてもいい。**どうであろうと、自分の気分で決めていい。**そう思えば、楽しみが増えていきます。

「どうせおしゃれしたって誰も私のことなんか見ていないし」

と思う方は、おしゃれは「自分が」楽しい気持ちになるためのものであって、今日やることを気分よくやるためのものだと思えば、おしゃれの仕方も変わるかもしれません。

このようにして、日々「こうするべきルール」を「そうしなくてもいい」にする実験をしてみるのです。

それはコインの裏表のようなものであり、必ず表でなければならない、というわけではありません。

「裏でもよかった」となれば、生きる中での選択肢は二倍になります。

「表でも裏でもいい。場合によってはその中間でもOK」

そうすると、選択肢は無限に増えるのです。

生きているうちに「こうでなければならない」をほぐすためにどれだけの実験ができるのかな、と考えてみると、ワクワクしてきませんか？

実験は、実際にやってみないと意味がありません。ただ読んだり見たりして、わかったつもりになって満足してしまうのでは、何も変わらないし、わかったことにはなりません。

書いてあったことを、見てきたことを、自分自身の暮らしの中で試してみる。

ああでもない、こうでもない、こっちかもしれないと試すうちに、

「あ！　これだ！」

というものが、必ず見つかります。

「やらねばならない」ことをやらなかったらどうなるの？

病院には、常に何かに追われて心身が消耗している人が、毎日たくさんやってきます。

訴える症状は人それぞれですが、共通する特徴としては、呼吸が浅く、手足は冷たくなっていて、頭が痛くて肩がガチガチに固まっています。寝ても疲れがとれず、ごはんを食べてもおいしくないし、便通もスムーズではありません。

そういう人たちの話を聞くと、日々の生活がどうも「私がしなければならないこと」ばかりで埋め尽くされてしまっているようです。

そして多くの場合、

「私がやらなきゃ誰がやるの！」

「私ばっかり！」

という怒りも同時に抱えているので、すごく苦しくなってしまいます。

怒りからくる行動がうまくいくことは、ほとんどありません。

でも人は心が消耗すればするほど思考停止に陥り、物事の優先順位を自分でつけることができなくなるので、結果的に、あれもこれも自分が背負わなければならなくなってしまうのです。

なぜ「全部自分がやらなくちゃならない」となるのかというと、そこには、自分を縛り付け、命令し、責め、傷つけている、**自分自身の「監視の目」があるからです。**

それは本当に、絶対にしなければならないことでしょうか？

もし今、日々の生活に追われてつらいのなら、いったん立ち止まってみましょう。一度全部やめてみて、確認してください。

本当に「絶対にやらなければならないこと」であれば、やらないと大変なことが起こるはずですが、**意外となんとかなってしまうことに気づくと思います。**

でも、今まで当然のようにやってきたことを突然やめるのは、怖いですよね。

かつて私自身、それまでの人生で経験したことのないような重苦しい時期を過ごしたとき、私は何をしたかというと、子どもの面倒を見る以外の、**世間的・私的に「やるべき」と思っていたことをすべてやらない**、ということをしました。

そして**「私が本当にやりたいことだけをする」**、そうやって半年間を過ごしてみたのです。最初は、

「何もしないなんて怖すぎる。社会に置いていかれるし、前に進まないで立ち止まるなんて絶対に無理だ！」

と罪悪感や焦燥感にさいなまれました。

ですが、そういう自分の不安に慣れさえすれば、実際には怖いことなど何も起こらなかったのです。

「何かしていないと生きていけないのでは？」

「何か価値を生み出さないと生きている資格がないのでは？」

これは、**多くの人が信じている幻想です。**

幻想だということを知るためには、短期間でもいいので、

「何もしなくても、大丈夫だった」

という体験を自分でやってみるしかありません。

勇気を出して、一度やってみてください。一日でもいいのです。

「自分がやらなければ誰がやるの?!」

と思うかもしれませんね。でも、**本当に必要なことであれば、自分がやらなければ、誰かがやるのです。**

そして、誰かがやってくれているのを見たときには、**心からありがたいと思えます。**自分は意外と人に支えてもらえているんだな、と思えます。

でもそれは、一回自分がやらないでみて、誰かに「委ねる」ことをしない限りは体験することができません。

誰かに打ち勝つ必要もなければ、誰かより多くやって評価される必要もありません。**この世に、あなたの心身を壊してまで絶対しなければならないことなんて、一つもないのです。**

「何もしない」をすることで、いかに自分が過剰に物事をやりすぎているのか、また多すぎる情報や「すべきこと」によって、いかに自分が消耗しているのかに気づくことができるはずです。

心は体の不調を通して
あなたにメッセージを送る

ある日の外来で、患者の四十代女性が診察室に入ってきたときのこわばった青白い表情を見て、「これは」と思いました。

問診票を見ると、表情から予想した項目すべてにチェックが入っていました。

☑ 眠れない
☑ 食べられなくなることがある
☑ めまいがすることがある
☑ 頭痛がすることがある

いろいろ聞くまでもなく「自律神経が失調しているな」とわかりましたので、体を診察してから少し話をしました。

「何をそんなに心配して、悩んでいらっしゃるのですか？」

と単刀直入に聞いてみると、彼女は、

「子どものことが心配で……」

と言います。

この方には、高校生と小学校高学年のお子さんがいるとのことでした。

少しずつ親が手を離さないといけない時期の、微妙な年頃の子どもたちですね。

でも彼女は、子どもが目の前にいると、つい口うるさくしてしまって、一日中ガミガミ言ってしまうそうです。

「わかっているんですけど、やめられなくて」

家族全体の雰囲気を悪くするし、できれば言いたくない。だけど、どうしてもやめることができない、と言います。


「子どものことが心配で」と言う彼女の表情に違和感を感じた私は、

「本当に言いたいことがあるのは、子どもに対してじゃないですね？」

とはっきり彼女に言いました。

「例えば、旦那さんに対して言いたいことがあるのに言えないから、子どもに八つ当たりをしていませんか？　それか、自分が漠然とした不満や不安を抱えていて、それを子どもに転嫁して、**子どものことが心配なふりをしていませんか？**」

彼女はハッとした表情をしましたが、その後すぐに諦めたように言いました。

「……その通りです。もう、夫に対して言いたいことが山ほどあるけれど、言うのが面倒くさいのと、今さら言ってもムダだろう、というのと、両方です。それに、子どもに手がかかるということで頭がいっぱいで、自分のことなんて一ミリも考える余裕がなくて」


「子どものことに手がかかる」というのは、時としてフェイクの場合があります。**自分でも無意識のうちに「本当の問題」とすり替えているのです。**

本当に手がかかる乳幼児期を抜けて、中学生や高校生になっても、受験だ部活だと子どものことを心配していることにしておけば（実際心配ではあるのですが）、自分の本当の悩みや不安や不満の原因のことは、見なくてもすむからです。

本当に言いたいことを言い出せず、本当はやりたいことを考えないようにして

きた現実があまりに大きく肥大し、根深くなると、今さら外には出せなくなってしまいます。

だけど、どうしてもごまかせないことがあります。

笑うことのない目、こわばった表情、眉間のシワ、内側から輝くことがない肌、笑わない口、同じトーンで話す声、眠れない、食べられない、食べすぎる、めまい、肩こり、頭痛、生理不順、そして、コントロールできず爆発する怒り。

こうして体は、本当の自分の悩みや不安、不満の原因がたまりすぎているんだ、と一生懸命あなたに伝えようとしているではありませんか。

子どもだって大変です。決まりごとの多い学校を終えて帰宅すれば、「あなたのために」を押し付けられる。

親がきつく握りしめた子どもの手を離すタイミングを逃すと、子どももお母さんにもいいことはありません。

いつになったら自分のことに、向き合うつもりですか？

もっと、体も心も壊れてから、ですか？

もし、お母さんが壊れたら、子どもはどうなるのでしょう。

子どもはお母さんを心配します。体調を崩した親を見たら、子どもは「私がそばにいてあげなくちゃ」と、未来の行動も、夢も、希望も、制限します。
子どもの未来や明るい人生を制限してまで、いつまでも親のコントロールのもとに置いておくなんて、あなたの望んでいることではないはずです。

私が、その女性にお話ししたのはこうでした。

「まずは、口にチャックをしましょう。何か子どもに言いたくなったときは、**本当は、誰に、何を、伝えたいのかを考えてみてください。**そして、忘れないように、それを書きとめておきましょう。
もし、旦那さんに言いたいことがあるのなら、ケンカになったとしても伝えるんだと覚悟を決めて話しましょう。もし、やってもらいたいこと、希望があるのなら、具体的に、何をどうしてもらいたいのかを本人に言ってください。
不機嫌な態度をとることによって、相手に物事を察してもらおうとしても、相手にも自分にもいいことは何も起こりませんよ」

「そして、自分がつらいことをやめてください。

自分がまず、楽になりましょう。仕事から帰って、疲れているのなら、子どもにガミガミ言う代わりに、少しでも休んでいいんですよ。子どもにお説教をするくらいなら、自分が早寝をして、リラックスをしましょう。

あとは休日です。どこかへ出かけなければいけない、レジャーをしなきゃいけない、をやめて、たまには家でのんびりダラダラしてください。何もしなくたって大丈夫です。そして、一人で楽しむ時間も持つこと。

とにかく、自分が楽しんだらいけないというのをやめてみましょう。自分に禁止していることは、家族にも禁止することになりますよ」

自分に素直になれない人は、年を重ねるごとに性格も態度も思考も硬化していくものです。

「しなければならない」「こうでなければならない」が多いほど、決まりごとだらけになり、自分も周囲にいる人たちのことも縛りあげていきます。

そして、縛りがきつくなればなるほど、紐をゆるめること、つまり決まりごとをやめて変化をしていくことがむずかしくなっていきます。**自分というものが、ま**

るで決まりごとによって成り立っているかのような錯覚に陥るのです。

自分というのは、本当は余計なヨロイを脱ぎ去った先にあるものなのに、決まりごとがなくなったら「自分が自分でなくなってしまう」と信じているのです。

私は、日々こんなに頑張っている女性たちが、「家族のため、子どものため」と言いながらモノのように扱われたりして傷つきながら、年を重ねるごとにさまざまな症状に悩まされたり、病気になったりするのが本当に残念でなりません。

頑張っているぶんだけ、自分も楽に、気持ちよく、満足して一日を終えてもらいたいな、と心から願っています。

だからこそ、自分と向き合うことから逃げてもらいたくないのです。

ブレーキをかけているのはだれ？

ときどき、頭の中でこんなつぶやきが聞こえてきませんか？

「ほら、やっぱりあなたには無理だよ」
「言った通り失敗しているし」
「また他人からバカにされるよ」
「どうせ無理だから、やめておきなさい」

脳内で無意識のうちにリピートされるこれらのセリフを聞くことで、新しいことにチャレンジしたり、人と親しく付き合ったりすることから逃げたり、諦めたりしたりした、そんな経験はありませんか？

実は、私たちのやることなすことにいつもダメ出しをしてくるのは、自分自身

の心の声、「セルフトーク」です。

これらの言葉は、過去に親や先生などの大人に言われ続けてきたセリフだったり、過去に自分が失敗して傷ついたときに感じたことだったり、いろいろです。

いずれにせよ、繰り返されるセリフは、**「今」の自分が発している言葉ではありません。**

この声は、不安や恐れを抱えた心が常に自分自身を監視し、せっかく新しいチャレンジをしたり、新しい人間関係をつくって親しくなったりしようとしている気持ちを、ことあるごとに妨害します。

「他人の目を気にするあまり、思うように生きることができない」

という人は、いつも他人が自分のことをバカにしているんじゃないかと思い込んでいるのですが、**実は自分を一番バカにし、卑下することで動けなくさせているのは、紛れもない自分自身であること、この「セルフトーク」によるものだということを自覚してください。**

自分で自分にダメ出しをしているだけなのだ、と気がつきさえすれば、

「あ、また勝手に心の声がおしゃべりし始めた」

と意識を向けることができます。

そうすれば、

「ああ、私の心が不安を伝えたがっているのだな」

と受け流すことができるようになります。

すると、これまで自分自身を見張り続けて常に緊張してこわばってきた心も、「私の気持ちをわかってもらえた」と少しずつ安心し始めます。そして徐々にセルフトークをしなくなっていくのです。


これまでセルフトークを鵜呑《うの》みにして、なかなか自分に自信を持てなかったとしても、この仕組みがわかれば、自分の心のクセが理解できるようになります。

クセが理解できれば、自分で直していくことができるのです。

なぜその「お面」を外すことができないのか

「私には自分というものがないようです。他人の意見ばかりが気になり、何を手に入れても満足できず、いったい自分が本当は何をしたいのか、何が欲しいのか、誰が好きなのか、全然わからないのです」

私はメルマガを中心に発信していますが、読者の方からこういうお便りをいただくことが結構あります。

実際のところ、「自分がない」人はいません。ただ、「自分を隠している人」はたくさんいます。

本当の自分はそうじゃないのに、違う何かになりきって生きているのです。

だから、周りの人も「なりきっている何か」を「その人だ」と思っています。

そうやって、自分を隠していることが自然になり、本当の自分を奥へ押し込め続けていると、どうなると思いますか？

本当の自分は、「私の想いも聞いてよ」と、ありとあらゆるサインを出しています。それは例えば、さまざまな体の不調だったり、心の不調だったりします。

何をしていても、何を手に入れても満足ができないのは、「奥に押し込めている自分」からの「そうじゃない！」という叫びなのです。

「私は自分のことがわからないので、何かいいアドバイスをください」と他人の意見を聞いてみたくなるのもわかりますが、**本当は常に自分の内側から、きちんと自身へ向けてさまざまなメッセージが出されています。**

そのメッセージを無視し続けた結果が、自分の身のまわりで「何をしてもうまくいかない現象」や、「いつも疲れている自分」として表れているのでしょう。

「自分がない」と思っている人は、そもそも「本来の自分」のことを気に入っていません。気に入らないから、隠しているのです。

「自分がない」のではなくて、「自分はないことにしている」のです。

なぜなら、本来の素直な自分を出したら、受け入れてもらえないのじゃないかと不安だから。それで傷つくかもしれないから。人に自分のことを否定的に言われたり、何かを指摘されるのに耐えられないから。

これは全部、自分を守るための「プライド」と呼ばれるものです。

では、そのプライドを持ったのは誰だと思いますか? 「奥へ押し込めている本来の自分」でしょうか?

いいえ、「本来の自分」は、自分のことをそのように判断したり、評価したり、卑下したりはしません。本来の自分は「他人がどう思おうと、私は私だ」と思えているので、プライドなんて必要ないのです。

プライドを持ったのは、「本来の自分を奥へ押し込めた、表で振る舞っている自分」、つまり今つけている「お面の自分」です。今、あなたが自分だと信じているのは、「お面の自分」なのです。

お面には、本当の自分の気持ちとか、やりたいこととか、希望とか、何が好きで何が嫌いかなどはわからないので、周りにいる人を注意深く見ながら、無難にそれらの人たちの真似をして合わせ、何も文句を言われないように、**この顔がお面だと気がつかれないように、必死に振る舞っています。**

だからこそ、自分を守るためのプライドができるのでしょう。

先に書いた、「私には自分というものがないようです」という相談をくれたのは、その方の「お面さん」です。

いくら他人に「私はどうしたらいいですか？」と聞いても、心から満足して安心できる答えは得られません。**それを知るには、自分でお面を外して、本来の自分からのメッセージを聞き取ろうと努力をしていくしかないのです。**

自分からのメッセージが聞き取れるようになれば、外からの情報、つまり他人の目線を気にしたり、意見を鵜呑みにしたり、ＳＮＳのやりとりで一喜一憂したり、空気を読んで自分の行動を決めたりといった、「本当にしたいこと」「本当に思うこと」ではないことをするヒマはなくなるでしょう。

ではなぜなかなかお面を外せないのでしょうか。

それは、お面を外せば、**自分のイヤな部分、醜い部分、格好悪い部分など、見たくない部分も露出するからです。**それを見たくないから、いつまでたってもお面を外せないのです。

見たくないとは言っても、それが今の自分の現在地である以上、現在地を知ることなしに、必要な改善方法を探すこともできなければ、改善に向けて行動することもできないままです。

本来の自分を知る、見たくない自分を見ることによって、素直な自分に戻り、本来の姿を取り戻すことができます。

そして、そうなったときには、自分を守るためのプライドなんて必要がなくなるでしょう。なぜならば、**自分はその自分以外の何者にもなる必要がない、**と心の底から思えるようになるからです。

自分を守るためのプライドを持ち続けるのは、とても疲れます。

「私はそのままでいて大丈夫。なぜなら人が何と思おうと、私は私だから」

こうなれれば、心の底から安心が得られ、ラクに生きられるようになるのです。

怒りのパワーで生きていると起こること

「何をやってもうまくいかない」

「誰も私の言うことなんて聞いてくれない」

こう感じて苦しいときは、自分がどんなエネルギーを使って行動をしているかを、一度確認してみるといいでしょう。

「自分は悪くない。○○のせいで、こうなってしまったんだから！」

などという、**内側に湧き上がった「怒り」をエネルギーにしていませんか？**

「怒りのエネルギー」を生きる力にしてしまっていると、すべてにおいて、「やらされているんだから、最低限やっておけばいいや」

と「やっつけ仕事」になってしまったり、うまくいかなければ、「そもそも私は悪くないんだから！」と他人のせいにして、最後までやりきることなく終えてしまうことも多いでしょう。

よく「怒りの炎」などとも言われますが、怒りの種火はあっという間に自分の中で燃え広がります。その後ようやく炎の勢いが落ち着いたと思っても、思わぬところで火種がくすぶっていたり……**そうして知らない間に自分の心身を破壊していきます。**

文句やグチを言いながら食事をしている方をよく見かけますが、文句やグチを言えば交感神経が働き、消化吸収の機能は低下します。

また、仕事を終えて怒りながら帰宅すれば、眠りにつくまでに気持ちが落ち着くこともむずかしく、結果、不眠の原因にもなります。そして疲労も取れないうちに朝になり、疲れから気持ちの余裕がなくて家族にイライラし、また怒りながら職場に向かう、といった悪循環にもなってしまうのです。

また怒りの炎は簡単に周りにも延焼するので、常に怒りがある人の周囲にいる人は、とても気をつかいます。何気ない会話の中でも、怒っている人の怒りを刺激する地雷があちこちに転がっているからです。

もしこういう状況から抜け出したければ、「○○のせい」をやめて、今自分ができることに集中していくことです。

「私は今、何をするのがベストか」を考えて、行動していくことでしか、今の自分の境遇や人間関係を変えることはできないのです。

「他人のせいにして、その怒りを生きるエネルギーにする」ことを反転すると、**「自分の内側から湧き出る力、素直な欲求を生きるエネルギーにする」**になります。

この「自分の内側から湧き出る力」というのは、外部からの刺激（何を食べた、どこに旅行に行った、昇進した、合格した、親切に扱われた…等）によって出てくるエネルギーではなく、「ごく個人的な素直な欲求に応えること」によって、自分の内側から湧き出てくるもの。

外部刺激によって得られるエネルギーは、一回使いきりの消耗品のようなもので、**しかも次回からは、さらに強くて新鮮な刺激を際限なく求め続けなければならなくなります。**

一方で、自分の内側から湧き出る力や素直な欲求を生きるエネルギーにするのであれば、それは尽きることを心配する必要もないのです。

そしてここが大切なポイントなのですが、**内側から湧いてくるエネルギー、素直な自分の欲求に従って行動し得られたエネルギーには、「不満」や「怒り」という不純物が含まれていません。**

そのようなエネルギーを使って行動をすれば、物事もスムーズに進むでしょうし、もしうまくいかなくても、修正してまた進む、という粘り強さも発揮されるでしょう。

また、どんなエネルギーを使って成された行為かによって、それを受け取る「受け取り手」に与える影響もまったく異なります。

怒りのエネルギーによる行為は、無理をしてやっている感じがどうしてもにじみ出てしまうので、受け取る側は何がしかの見返りを要求されているような気持ちになります。

「かえって受けたくない親切だな」と感じてしまうような経験は、みなさんにもあるのではないでしょうか。
一方で、内側から湧いてくるエネルギーを使えば、安心して他人にしてあげたいようにしてあげることができ、そして受け取る側も安心して受け取ることができます。内側から湧いてくるエネルギーに対しては、見返りなど不要なのです。

自分が今日一日生きるエネルギーをどこから得るのかは、とても重要です。

「怒りのエネルギーで生きる」のか、「自分の内側から湧き出る力、素直な欲求を生きるエネルギーにする」のか。一つ一つの差は小さくても、それが毎日積み重なれば、人生を大きく変えるほどの差になります。これからは、そういう視点でエネルギーを選択してみませんか。

「おばさん力」と「かわいげ」は自分を守るテクニック

これまで、若い方からお年寄りまで、さまざまな年齢層の女性を診察し続けてきましたが、その中でも、心の不調が体にも出やすいなと感じることが多いのは、次のようなタイプの方です。

・小さなことがいちいち気になってしまい、傷つきやすい。
・言いたいことを言う前にあれこれと想像してしまい、結局言い出せないまま、いつも他人を優先してしまう。

こういう思考パターンを持っていると、体にもさまざまな不調として症状が出やすいと言えます。

一方で、細かいことを気にせずに笑い飛ばすことができ、相手が誰であろうと分け隔てなく、自分が思っていることを素直に言える方は、とても元気です。
年齢にかかわらず、あまり体の症状を訴えませんし、何でもおいしく食べるし、
そして人の悪口を言っているところを聞いたことがありません。

他人からちょっとカチンとくるようなことや、自分が触れられたくないことを
言われたときに、「もう、傷ついた！」と自分の殻に閉じこもるのではなく、

「あら〜、そうかしら？」

と少し図々しいぐらいに鈍感でいたり、笑い飛ばしたりできることは大切です。

また、

「こんなことを言ったら、嫌われるかも」

などと悩む前に、言いたいことを素直にサラッと言うことができること。

こんなあり方でいられることを、私は「おばさん力」と呼び、人生をラクに生
きるコツの一つだと思っています。


その一方で、「かわいげ」もとても大切な要素です。なぜなら、**かわいげがある**

と、他人が手を差しのべる隙ができるからです。

かわいげがないと、助けようと手を差しのべても、きっとその手を振り払われるだろうな、と他人に思われてしまうので、誰からも手を差しのべてもらう機会がなくなります。

そして、自分から拒絶するような態度をとっているにもかかわらず、

「どうせ私のことなんて誰もわかってくれない！」

とさらに壁をぶ厚くしてしまうのですから、余計に生きづらくなるのです。

なぜ、かわいげがなくなってしまうのか、考えてみましょう。

それは、**人に頼ったり、甘えたりすることによって、その相手よりも自分が「下になる」という思い込みがあるからです。**つまり、人間関係を上下関係で見るクセがあるために、自分は相手より上にいなければ負けてしまう、と常に身構えてしまうのです。

かわいげとは言っても、別に周りの人に媚《こび》を売れ、と言っているわけではありません。それは、**困ったときに他人に「助けてもらえますか？」と求めることで**

あり、助けてもらえたのなら「どうもありがとう」と言えること。

つまり、素直になるということです。

実際は抱えきれないほど問題を抱え込んで困っているくせに、いつまでも「自分でなんとかできますから」と強がって、結局は苦しくなる。そんな自分はもう、手放してあげてもいいのではないでしょうか。

日々、気持ちよく身なりを整え、口に入れるものには気をつけ、適度に運動をし、小さなことは笑って受け流し、ときには少し図々しくもあり、言いたいことは素直にサラッと言える。これが、人生を軽やかに生きるコツなのではないかな、と私は思っています。

今、生きづらさを感じている方は、まず、「おばさん力」と「かわいげ」を身につけましょう。これらは、今すぐラクになれる「テクニック」なのです。

他人の目が気になるときには

人目が気になって、自分のやりたいことができない、試したいことが試せない、言いたいことが言えない、という人は、

「他人が本当に自分をそんなに見ているのか？」

を知ることが大事です。

そのために、自分がこれまでしてこなかったことをしてみて、それではたして他人が自分に関心を持って指摘するのかどうか、試してみましょう。

例えば、家から外に出るときは必ずメイクをして、こぎれいな格好をしていなければ出られないという人は、思いきってノーメイクで、部屋にいるようなだらしない格好で街中を歩いてみましょう。

さて、誰か自分を見ていましたか？

やってみると意外と誰も気にしていなかったし、自分が素の状態でも街中になじめることの開放感を得られるのではないでしょうか。

そしてここで初めて、

「そっか。私はメイクをしていても、していなくてもどっちでもいいんだな」

と気づくことができます。

何事もやってみないうちから、

「それはよくない」

「だらしない」

「好きじゃない」

そんなふうに決めつけてしまうと、自分が快適に生活するための選択肢を狭めてしまいます。

これは、何においても同じです。

どちらかでないとダメ、ではなくて、

「どちらでもいいけど、私は今はこうしたい」

こう選ぶと、とても自由を感じられます。**自分の選べる選択肢を増やすことができるのも自分、狭めているのも自分です。**

白黒をつけないと気がすまない、と思う方もいるかと思います。

でも生きていて自分が好きになること、おもしろいこと、楽しいこと、うれしいことは、グレーの中にあるのかもしれません。

自分の中で、白黒をハッキリつけていないとイヤな事柄を見つけたら、白でもない、黒でもない、グレーゾーンを試してみることです。そして、**白じゃなくても大丈夫、という選択肢を自分にどんどん増やしてあげるのです。**

自分に「○○じゃなくてもいい」が許せる人は、他人にもそれを許すことができます。逆に、「○○でなければならない」を自分自身に規制している人は、周りの人にも同じような価値観を押し付け、とても生きづらい雰囲気を生み出している可能性があります。

「○○じゃなくてもいいんだ」ということに気がついていけば、いつの間にか他人の目を気にしたり、他人と比較したりすることも減っているでしょう。他人の目が気になるというのは、「私はいつも〇〇でいなければならない」の裏返しなのかもしれませんね。

グレーの中には、自由や多様性がたくさんあふれています。

あの人はそういう人、この人はこういう人、私は私、人それぞれだと心から思えるようになれば、他人の目線で自分を締め上げるような窮屈な思いをすることは減っていきます。

誰がどう思おうと、「私は私なのだ」

人は何歳になっても悩みます。でも、その悩みの根っこにある部分は、ほとんど同じだと思っています。

「自分のことが好きではない」から、ほかの誰かにほめてもらいたい、認めてもらいたい、感謝してもらいたい、満たしてもらいたい。

そういう思いがあるから、いつも人の目を気にして疲れはて、悩むのです。

「私は私なのだ」という開き直りと、「自分を好きになる」こと。これなしでは、人が満たされた気持ちで生きられることはありません。

そして逆もまたしかりです。満たされた気持ちでいなければ、自分を好きになることもできないのです。

「私は私なのだ」と思え、自分を好きな人は、他人からの評価がなくても、誰からも好かれなくても、満たされた気持ちで生きることができます。

でも多くの人は、素直に「私、自分のこと好きだから」と言うことがなかなかできません。

なぜなら、

「その程度の能力で、自分のこと好きなんて言えるんだ？」

「その程度の収入しかないのに、満足してるんだ？」

「その程度の容姿で、自分が好きなの？」

などと他人に思われて傷つきたくないからです。

堂々と今の「こんな自分」が好きだなんて認めるのは、恥ずかしいことだと思っているのです。

さらに、「こんな自分」だから、**「今の自分とは違う何者か」に向かって頑張っているほうが楽**という理由もあります。

「私、まだまだ発展途上だから」というアナウンスは、周囲に予防線を張るためにとても便利な理由になります。ある意味、現実逃避です。

「あなたはいつだって、どんな瞬間もあなたですよ」などと言われても認めたくないので、いつまでたっても今の自分のことを好きになれないのです。

まるで流行《はや》りのように多くの人が自分探しをし、探しきれずに迷子になって遭難している人が多いのですが、これも「今の私は、本当の自分じゃない」という予防線を張るために行っている行為のような気がします。

自分がほかの誰かのようになれるわけではありませんし、自分以外の何者にもなる必要はありません。

「私は私だ」と、今の自分を好きになること。好きになるのがむずかしければ、「今の自分が自分なのだ」、と受け入れることから始めてもいいかもしれません。

自分を好きになるためにすることは、今している行為を心地よくできるように、一つ一つ、工夫していくことです。今、している行為に対して真剣に努力するのです。

人は一度に一つの行為しかできません。たくさんのタスクを効率よくすませ、余った時間を自分の好きなことに使って満足するならいいのですが、時短してできた時間をさらに他人からの承認や評価を得るために使ってしまうのでは、いつまでたっても自分のことを好きになることはないでしょう。

自分で自分がしている行為に集中し、その行為は自分のためにしているのだ、という意識を持つことがとても大切です。

それが、たとえ他人のためにしている仕事であっても、自分が選んで行動しているのですから、「自分のためにしている」でいいのです。

他人のために何かをして、喜んでもらう、愛してもらう、認めてもらう……相手の評価を得るためにいくら頑張っても、他人は常に自分が思うようには動いてくれません。その結果、

「こんなに相手のために頑張っているのに！」

と、不満ばかりが溜まっていくのです。

人の目を気にして頑張りすぎて悩み、疲れはてるために時間を浪費するのは、もうやめましょう。**誰がどう思おうと、「私は私なのだ」と思えることが、毎度同じパターンで悩み、苦しみ、体を壊すというネガティブな穴の中から抜け出すただ一つの方法なのです。**

まずは、

「今の自分は、かけがえのない自分だ」と認めて、これまでよく頑張ってきたね、と声をかけてあげましょう。発展途上であったとしても、現在地は「今、ここ」なのです。

「私は私なのだ」と思えるようになること、これは人生をかけた課題だと思って、真剣に取り組む価値のあることだと断言できます。

「私は私なのだ」という開き直りと、「自分を好きになる」ことができるようになれば、人生の羅針盤を手に入れたのと同じです。もう、自分探しをして迷子になったり遭難したりすることはないでしょう。

Column

心の冷えが体に出る　症例①

痛がる体

ある日の外来に、なかなか高熱が下がらないという三十代女性がやってきました。

彼女は二人の小さい子のお母さん。

高熱と関節痛がひどいと言うので、時期も時期だからインフルエンザかと思いきや、二回検査をしても陰性。そして、彼女はこんなことを言いました。

「十年ほど前にも不明熱で入院したことがありました。そのときも全身の関節が痛くて筋肉痛もあって。結局原因はわからないままで終わったのです」

今回も血液検査をしたところ、やはり炎症反応は高いけれど感染症の所見が見当たりません。私は女性の顔を見て、ふと感じたことを聞いてみました。

「普段から自分のことを、あれもこれもダメだって責めていませんか？」

彼女は「えっ」という表情ののち、私の目をじーっと見てから、

「……そうです」

と言いました。

「十年前に同じようになったときは独身で仕事をしていて、もっと自分を責めていました。私なんて、なんでいるの？　意味がわからないって」

その後結婚して、地元から引っ越し、今、この街で生活をしているそうです。

「今は何かつらいことはないの？」

と聞くと、彼女はこう答えました。

「子育ては楽しんでやっているつもりだけど……夫の実家に行くと、義母がものすごく小言の多い人で、陰で私のこと全然ダメだって言っているのを知っているので……それが本当につらくて。行くたびに、落ち込んでしまうんです」

「旦那さんに味方になってもらえないのですか？」

私が重ねて聞くと、

「夫は、親孝行は生きている間にするものだから、と言っているから……それはそうだとわかるけど、行くたびに私は傷ついちゃって。それで、もっと頑張らないと私はダメなんだって、自分を責めてしまうんです」

このような話は、わりとよく聞きます。どこの家も程度の差はあれ、似たようなことがあるものですね。私は彼女に、こうお話ししました。

「本来、外部からやってきた異物を攻撃するために働くのが免疫反応です。自分のことを責め続けている人は、その免疫反応が狂ってしまい、自分で自分の体を攻撃するようになってしまいます。それが実際に痛みとなって表れるのです。

ですから、自分のことを責めるのをまずやめること。そして、味方を一人でいいからつくること。

そして、旦那さんには、『私も、あなたが親孝行をしたいという気持ちはよくわかる。でも、私は実家へ行くたびに傷ついてつらいから、お義母さんにもう少し言葉を選んで言ってもらえるように、あなたから言ってください』とお願いしてみたらどうかしら」

夫婦でも、言いたいことが言えないままでこじれてしまい、とうとう本音で語ることができなくなって、そのまま硬化してしまうケースもよくあるものです。

ですが、夫婦の間でこそ言いたいこと、伝えたいことを言えることがとても大事だと私は思います。

言いたいことが伝わらず、自分の味方でなく、親の味方になってしまう……そういうパートナーでは、じゃあ、いったい、誰が子育てをしているお母さんを守ってくれるのでしょう？　お母さんが守られないまま傷ついていたら、その子どもは？　いったい、どうなるのでしょう？

彼女は、自分の10年前、そして今の状況を回想し、

「本当に、そうなのかもしれません。以前はもっとひどかったし、熱が出ても我慢して放置していました。そして最近またいろいろな出来事が重なって、かなり自分を責めていました」

と初めて自分の心に向き合ったようでした。

こういう症状に陥る人には、生真面目で、責任感が強く、自分だけで何でも背負い込む人がとても多いのです。

誰かの期待通りの結果が出なかったり、周りからの心ない言葉にさらされたりすることによってさらに追い込まれ、長期にわたって自分のことを責め続けたら、本当に自分の体を攻撃し始めるのだと私は考えています。

そして、そういう例は彼女だけではありません。

もしも体のどこかが痛がっているのなら、それは、「もう私のこと、責めないでよ」と、自分の奥にいる自分が叫び声をあげているのだ、と思ってあげてください。

処方箋その2

「本当の自分」の声を聞く

「本当の自分」はどこに行ってしまったのか？

「自分らしさ」がわからない、あるいは「本当の自分」はどこかに行ってしまった、と言う人がたくさんいます。

どうしてわからなくなったり、どこかに行ってしまったりするのでしょうか？

それは、生まれてからこれまで、

「成功する人はこうするべき」

「これがよき妻、よき母の見本だ」

というような、「○○とはこういう姿であるべき」という理想像を目指して、自分らしさが見えなくなるまで、頑張ってきたからかもしれません。

それはまるで、植林の木と同じです。

植林された木は、よい評価をつけてもらうために、見栄えを整えられながら育っていきます。余計な枝葉は落とし、まっすぐに、ある程度の太さになって、高さはこれくらいで……と、すべて規定に合って初めて、買い手にいい値段で買ってもらうことができます。

でも本来私たちは、生まれたときはそれぞれが自然に生えている一本の雑木だったはずです。それがいつの間にか、ある植林の木として生きるようにされてしまったのです。

自然の森にある木々は、それぞれが自由な形で生きています。

自由に生きているのだけど、お互いに、それぞれ高い木、中くらいの木、低木、草、とバランスよく共存しています。誰の管理がなくとも、自然の森はバランスをとり、循環しているのです。

共存できなくなれば、いったんその森のバランスは崩れて滅びますが、また再生し、それを繰り返します。

それぞれの木は、お互いを比較したり、どちらのほうが価値が高いかなどは気にもせず、ただ、それぞれが立っているだけで美しいのです。

季節が巡り、それに沿って、生きているだけです。

また、森には植物だけではなく、ほかの生き物もたくさんいます。

誰も、「自分ではない何かになりたい」などとは言わず、**ただ、自分を生きて、死ぬだけ。**そこには悲壮感も、喜びもありません。それが自然です。

では、同じ森でも、植林された木の森はどうでしょうか？

木材などに使用するために植林された木は、目的に沿うよう意図的に植えられています。なので、見た目は木だけれど、自然とは少し違うのです。

植林の森は、同じ木が等間隔に立ち並びます。

ほかの木は生えないし、下草もせいぜい、シダなどの暗くても育つ植物だけ。自然の森とは違って、整然とした静けさがそこにはあります。

そして、目的に沿わない木は途中で間伐されていきます。植林の森は、人によって管理されなければ維持できないのです。


さて、人間はどうでしょう。

例えば、子どもが生まれたとします。「さあ、きちんと育てなくちゃ」というとき、**親は子どもを成形し始めます。**

「え、〇〇させているの？　じゃあ、うちの子もやらせよう」

「育児雑誌にそう書いてあった」

「学校の先生に怒られないように」

「ちゃんとした大人にならないと、生きていけないから」

このようなさまざまな理由で、自然に伸びているはずの子どもの枝葉を、親はどんどん切り落としていきます。盆栽のように針金を巻かれて形を矯正され、大人になる頃にはもともと持っていた形などほとんど残っていません。


こうしてなんとなく「普通」に整えられた人は、自分らしさもなければ、自分が何をしたいのかもわからず、やる気なんてまるで起こりません。

指示されたことに追われ、日々をやりすごすしかなくなるのです。

自分の立ち位置も、植林の森の中でほかの木とともに、

「自分のレベルはこの辺だな」

「自分のステージはあの人より上だ」

とお互いを比べ合い、比較することでしかわかりません。

等間隔で立っている杉のように、人と同じような感じで人と同じようなことを言わねばならず、目立ちすぎても、劣りすぎてもいけません。

「この人、何ができるの?」

「この人、どれくらい稼げる?」

「どこの学校出たの?」

「見た目は?」

「おもしろい話とか、できるの?」

ありとあらゆる基準で、人に値踏みをされるのです。

「誰かから見てどうか」が勝負になるので、「自分がどうしたい」なんて考えてもしょうがない。「自分らしく」したら、自分勝手になってしまうと思うので、怖くてできないのです。

このように考えれば、大人になって、

「自分が何がしたいかもわからないし、自分が好きなことをするのは自分勝手だ

と思うし、そもそもやる気が起こらない」

となるのも当然なのでしょう。

本当のところ、自分らしくすることは、自分勝手ではありません。むしろ自分がしたいことをしないで文句ばかり言ったり、他人を思い通りにコントロールしようとしたりしている人のほうが、自分勝手なのです。

森の木は、自分らしくそこに立っているだけだけど、きちんと共存しています。

人も同じです。

そもそも人は、誰かから承認されなければならない存在ではないのです。人からの承認などなくても、その人はその人なのです。

どんな木として生まれてきたとしても、その木はその木であるだけで、十分なのです。

自分らしさと健康の関係

私は、「健康」とは病気や障害がないことだとは思っていません。

どんな状態であっても、その人が今日、自分を活かしきって一日を気分よく終えることができること、これがその人にとっての健康なのではないか、と考えています。

そして、心と体が健やかであるためには、いつも自分らしくいることがとても大切です。

自分らしく。言うのは簡単ですが、この自分らしさがわからなくなっている人が多いから、「自分探し」をしたり、自己啓発に熱心になるあまり、余計に自分を見失う結果になったりしてしまっているようです。

前項で書きましたが、私たちは本来、生まれたときはそれぞれ一本の雑木です。

でも、育てられる過程でいつの間にか、植林の木のような生き方に誘導されてしまっています。

本来の自分のままで、言いたいことを言うことができて、やりたいことを「やりたい」と言えたり、休みたいときにはきちんと休めたり、そのように自然体で過ごすことができたのなら、私たちの心身はとても健康でいられるのです。

しかし、現状はどうでしょうか？

自分という本来の木の姿を見失い、「理想的な植林の木」になりきるために、どれほど無理をしているのでしょう。

言いたいことも空気を読んで遠慮して言わず、やりたいことも自分勝手だと思われたくないから、やりたいと言えず、疲れはてて寝たいのに休日も休むことができずに無理して人ごみに繰り出し、お金とエネルギーを浪費する。

ありのままの姿をひた隠しにして、あれこれとお金をかけて自らをクリスマスツリーのように飾り立て、

「私ってどうですか？」

と他人に評価を求めたくなる。

これでは、心身が休まるヒマがありません。そして、本来の雑木だった自分を飾り立てれば飾り立てるほど、それを維持するため、ボロが出ないようにするため、さらにより見栄えをよくするために、エネルギーとお金を使うことを止められなくなるのです。

その結果、常に緊張して過ごすために、表面上はキラキラ飾り立てても、実際にその人は肩がすぼまり、呼吸が浅く、無表情になっていきます。

これでは、とてもではありませんが、健康でいられるはずがありません。


もし、心も体もなるべく健康で気持ちよく、そして自分が満足して納得して、安心して生きていきたいのならば、**私たちがすることは、自分という雑木を元の状態がわからないほど飾り立ててしまった飾りを、一つ一つ、外していく作業をしていくことです。**勘違いしやすいのは、

「私はまだまだ足りないから、もっと頑張っていろんなことを身につけて、自分らしさを見つけよう」

と思ってしまうことです。そうではありません。逆なのです。

私たちは、飾りすぎてわからなくなってしまった姿から、元の姿に戻るために、いろいろな人によって付けられた、あるいは自分で必要だと思って頑張って飾りつけたキラキラした重たい飾りを、外していくことが必要なのです。


その作業は、最初は怖いと思います。

なぜなら、すでにこんなに頑張ってきたにもかかわらず、もっともっと走る必要があると思い込んでいるぐらいですから、そこから一つずつ外してみよう、やっていることをやめてみよう、休みにはダラダラ過ごしてみよう、というのはとても恐ろしいことでしょう。

けれども、思いきってまずは小さな飾りから外してみましょう。すると、どうでしょう。

「あれ？　軽くなった気がする。息もしやすい。飾りを維持するために私、かなり無理してたのかもな」

そう、感じられるはずです。

まずは、一つ、思いきって、自分の木につけた飾りを外してみることです。そして、一歩ずつでも、元の雑木に近づいてみましょう。

このようにして、やりすぎている行動、気を使いすぎていること、見栄えをよくするために飾っていること、そのようなことを一つ一つ、確認して外していけばいくほど、自然と体調は整い、疲れづらくなり、そして自然体の元の自分に戻れば戻るほど内側からエネルギーが湧いてきます。

これが本来の「やる気」というものです。

飾りをとれば本当に身軽になれますし、盆栽に巻かれた針金が外れたように手足が自由になり、浅かった呼吸も、やっと深くすることができるようになるのです。そうなれば、私たちは頑張ることもなく、自然体でその人らしく健康でいられます。

健康でいたければ、元の自分に戻ること。

子どもに戻って自分勝手をすればいい、という安易なことではありません。

これまでたくさんの経験を積んできた自分だからこそ、そこから余計なものを一つ一つ、置いていってみよう、ということです。その感覚はぜひ、多くの方に体験してみていただきたいのです。

私たちはかつて、みんな子どもでした。何も心配せずに、笑っていた時代が誰にでもあったはずです。

今の自分は、あの頃の自分から連続しているものです。

「いろいろとあったけれども、今の私は、あの頃の若い苗木が育った私でしかない。私の代わりはいない」

そう思えるようになると、肩の力は抜けて、今できることをするだけでいいのだ、と素の自分に戻れるのです。

そのかさぶたをはがして痛みを見てみよう

自分の人生が停滞してしまっていると感じたとき、

「もういいかげん、前に進みたい」

そう思っても、忘れてしまいたい過去の自分や、もう思い出すのもイヤな出来事、そして、ときにはもっと奥深くにある、

「自分は親から無条件に愛されていなかったのではないか？」

という疑問……これらにフタをしたまま、前に進むことはできません。

どうして思い出したくないことを思い出したり、認めたくないことを受容したりしなければならないのかというと、それはフタをしてしまった事柄の中に、かつて感じたけど今は隠している感情たちが、抑圧されてくすぶったままになっていて、たとえ無意識であっても、**ある感情にフタをして無視していること自体が、自分自身を傷つけ続けていることになるからです。**

それらの感情は、私たちが生きていく中で起こるさまざまな出来事によって、刺激を受け、そのたびに繰り返し頭をもたげるでしょう。

感情は、かまってほしいのです。気がついてほしいのです。そしてこう、言ってほしいのです。「あなたもつらかったよね」と。ほかの誰からでもなく、自分自身から「つらかったね」と言ってもらいたいのです。

私たちが同じような人と付き合い、同じような仕事を続け、同じように対人関係で悩み、同じように子育てでずっと悩むサイクルから抜け出せないのは、その感情が「忘れないで、私のことを思い出して！」と言っているからなのです。

だからこそ、苦しければ一度立ち止まって、
「自分がどうしてそういう感情を繰り返し持つのか？」
の根っこを見る必要があるということです。

私自身の例ですが、以前の私は他人に対して、そして自分に起きる出来事に対して「怒ることを避けて」きました。イヤなことがあっても、自分の感情よりも、それを許すこと、感謝すること、穏やかでいること、を優先していたのです。

その結果、どうなったのかというと、やはり感情は、何度も何度も「ねえ、思い出してよ」と声をかけてくるのです。

それでも無視していると、段々とわかりやすい出来事でアピールしてきます。例えば、誠意を尽くして治療にあたっても、患者さんのご家族から理不尽な暴言を投げつけられたり、勇気を出して知人にアドバイスをしたら相手に拒絶されてものすごく傷ついたり。

「これでもまだ怒らないの？」

「これでもまだ相手の気持ちが優先で、自分のことは後まわし？」

と問われるような出来事が、繰り返し起こってきたのでした。

「これでもか」という出来事が起きてからようやく私は、**怒るべきところできちんと怒らずに、自分の気持ちを抑圧してきたことで、自分をずいぶんと痛めつけ、傷つけ続けてきたのだな、ということがわかったのです。**

その後どうしたのかというと、私はとにかく、悶々《もんもん》とそのべったりと自分に張り付いた感情と向き合いました。「向き合う」というのは、その感情と戦ったり、打ち消そうとしたり、無理に手放したりことではありません。ただ、ドロドロとあふれてくるその感情を自分で味わうだけです。

それまで味わったことがなかったような、情けない気持ちや、悔しい気持ち、「なんで私が?」という怒りが、どんどんあふれ出てきました。

その一方で、これまで私の気持ちを抑え続けてきたほうの私が、

「今さら何をそんなに怒っているの。おかしいよ」

「いつまでそのことについて考えているつもり?」

と、早く「決して怒らない、他人優先の私」に戻るように、うながしてくるのです。

けれども、私はドロドロとあふれ出てくる抑圧してきた感情としつこく向き合い、幼い頃の自分から、今日これまでの自分に至るまでの出来事と、それに伴ってきた自分の感情をありありと思い出していきました。


抑圧された感情というのは、大体において思い出すとつらいものです。イヤで、憂鬱で、胸が引き裂かれそうな、二度と思い出したくない感情もあります。

けれども、それまで無視し続けて、泣き続けてきた私の心の奥に問いかけるよ

うに、延々と感情を思い出し、自分で眺めてみる作業を続けました。

その結果、**「本当に許せないことは許さなくてもいいのだ」**と私はやっと思えるようになったのでした。

よく、「我慢してでも相手のすべてを許しなさい」と言われますよね。そうすれば楽になれる、と。でも、そうではないのです。

自身で「許せなくてもいい」「怒ってもいいときがある」「他人より自分を優先してもいい」という結論を出せたとき、私はやっと、心が軽くなったのを感じました。そしてホッとして、深呼吸ができるようになったのでした。

中途半端に「癒やし」を求めて、簡単に不要な感情を手放したがる人がいます。あるいは「私がマイナス感情ばかりにとらわれてしまうのは、感謝が足りないからだ」と、きれいごとを言ってごまかし、腐った感情にまたフタをしてしまうこともあります。

でも抑圧された感情を手放すには、思いきってフタを外してしまうしかありません。飽きるぐらい自分の感情と向き合えば、「もういい加減、次に行こう」と、腐ってしまった感情を自然と手放しやすくなります。**それは、一旦味わい尽くさないとできないことです。**

今度こそ、自分自身の内側で抑圧されて助けを求めている感情とおさらばしたい、と本当に望むのならば、「無視され続けてきたその感情」と十分に自分が向き合うことです。

「長年にわたって無視してきてごめんね」と、自分に優しい気持ちを持つこと、それでしか、感情を手放し、自分を癒やすことはできないのではないかな、と私自身でその経過を味わってみて納得しました。

十分に受容し、味わってから手放した感情なら、同じものはもう二度と戻ってきません。そして抑圧された感情がなくなれば、心身は今よりずっとスッキリし、ホッとし、温まるのです。

自分らしく生きるためには、自分を守る術《すべ》が必要です。

私は、あまりに怒らないことと、許すことをしすぎた結果、自分の感情を無視し抑えつけ「上の空の」心の穏やかさを身につけましたが、それは自分自身をず

処方箋その2
「本当の自分」の声を聞く

いぶん傷つけていたことだと気づきました。

だからこそあなたも、もし今つらいのなら、ここに書いた経過を、ご自身で体験してみてもらいたいのです。

まずは、思い出したくもない出来事や、認めたくない事実を受容する覚悟があるのかどうか、気を落ち着けて、考えてみましょう。

できればノートやメモ、つけている日記にでもいいので、書き出してみてください。頭の中だけでわかったつもりでいても、本当の奥底の気持ちに気がつくことはなかなかむずかしいのですが、文字にしてみるとよく見えるようになります。

そこには見たくない感情が出てくるかもしれません。それでも、そうして出てくる感情をまずは、ただ眺めてあげてください。

私たちのかさぶたの中にいる感情は、自分自身が見つけてくれるのをずっと待っているのです。

人生が「苦行」になってしまう本当の理由

多くの人は、「失敗はよくないことだ」という価値観を植えつけられて生きてきた結果、失敗することで「人生終わりだ」と思ってしまうぐらい、失敗が怖くなります。

特に、ある程度の年齢まで大きな失敗もせずに成長してしまうと、周りからも頼られることが多くなりますし、自身でも「私が失敗するはずがない」「私は特別なんだ」という思い込みをするようになります。

こうなると、さらにむずかしい課題が与えられるようになり、どんどん重荷を背負っていくことになります。

本当は「失敗したらどうしよう」と怖くて仕方がないのに、

「引き受けなかったら、せっかくここまで築き上げてきた自分の評価が下がって

しまう。どうしても私がやらなくちゃならない」

と肩に力を入れて、課題をこなしていく。

そうすると、他人はさらにあなたのことを「何でも頼める人だ」と認識し、もっともっとむずかしい課題を頼むようになります。

ここで言いたいのは、

「これができてもできなくても私は私。それで私の価値が変わることはない」

と信じていて、それを成し遂げるのと、

「これに失敗したら自分には後がない」

と取り組むのでは、同じ結果であってもまったく違う、ということです。

他人から無理に持ち上げられ、当てにされることが普通になると、まるで一人で高い山の細い尾根を落ちないように歩くような、そんな気持ちになってしまうでしょう。それを、自分に強要してしまっているから、長くそれを継続すればするほど、人生が苦行になってしまうのです。

常に、失敗したくない、他人に負けたくない、もっと認めてもらいたい、という緊張感にさらされていたら、交感神経と副交感神経のバランスは崩れ、体にもさまざまな症状が出てきます。

自分らしく、元気に、楽しく、頑張るときは頑張って生きたい、そう思うのなら、成功とか失敗の物差しで測っていたのでは、うまくいきません。

最短距離で頂上まで行くのか、周り道をするのか、少し勾配がゆるいコースで行くのか、**そのときどきで「自分で選べる」ことが大切です。**

失敗したときに、「失敗だ」と決めるのも自分、「まだまだやれる」と思うのも自分。

あなたのすべての評価を決めているのは、自分自身なのです。

できる人ほど、ヘラヘラ力をつける

何でもそつなくこなし、努力家で、他人からの指摘を受けないように、いつも肩に力が入れて頑張っている人がいます。

そのような人は、年を重ねるごとに、とても生きづらくなります。なぜなら、**人はゴムひもを強く張った状態で長く居続けることは不可能だからです。**

ゴムひもをゆるめるヒマもなく張り続けていると、夜寝るときまで緊張して、とても疲れます。「さあ、寝よう」と思ってもなかなか眠れなかったり、寝ていても変な夢を見てすぐ目が覚めてしまったり。夜中に目が覚めれば、明日のことが心配になって目が冴えてしまう、などということも多いでしょう。

さらに、自分のゴムひもが常にピンと張っていると、他人にもその状態を求めるようになります。ですから、周りにいる人はとても大変ですし、それによって距離を置かれたり、嫌がらせをされたりと、周囲との溝を感じることも多いのではないでしょうか。

そうやって頑張ってゴムひもを張っていても、人間なので、当然ミスをしたり、うまくいかなくなったりすることもあります。

必死に頑張っているため視野も狭くなっていて、全体を大きく見ることができず、その場その場で細かく刻んだパーツパーツに取り組むことになります。

結果、これが終わったけど、あっちを先にやっておかなかったからうまくいかなかった。まだこれもやるんだった、あれもしてない、あああ！　と苦しくなるのです。


私はこういう人にはぜひ、「ヘラヘラ力」をつけてほしいなと思います。

「ヘラヘラ力」といっても、ふらふらして何もしないことではなくて、ゆったりと脱力をして、眉間にシワを寄せず、

「何か今ここで楽しいことはないかな、おもしろくなりそうなことはないかな？」

と常に好奇心を持って目の前のこと、そして全体を眺めていられることを言います。こうしていると、他人はその人に警戒をしなくなり、人間関係もスムーズ

になるのです。

ここからが大切なところです。

ヘラヘラ力を持って目の前や全体をゆったりと眺めていられると、「ここだ！」という要所がとても簡単にわかるようになります。

要所がわかると、一気にそこで自分のゴムひもを必要なぶんだけ張って、最大限集中して取り組むことができます。

通常はゆったり脱力しているので、変なストレスや、ムダなパワーの消耗や、さらに他人からの警戒心も感じていないため、**「いざというとき」にパワー出力は最大限にもできるし、必要なぶんが自分でわかるようになるのです。**つまり、最小限のエネルギーで最大限の成果を上げることができるのです。

また、自分が手柄をあげて役に立ったとしても、ヘラヘラと「おかげさまで」と言えるようになれば、他人から嫉妬されたりしてムダに消耗することもなくなります。真面目にやっているのに報われない、とストレスを感じているようなときには、ぜひ試してみてください。

ぶれてもいい

人は外からの刺激、例えば目の前にいる人や状況によって、表面上変化するのが自然です。人は人によって影響を受けたり、相手の行動によって反応するようにできているからです。

自分だけ、何の影響も受けない安全地帯の中にいることは、不可能なのです。他人によって変化する表面上の自分も、すべて自分です。

でも、その変化する自分のことを、「他人に影響されすぎてイヤだ」「他人の目ばかり気になる」「一貫した自分がなくてイヤだ」……そういうふうに悩む人もたくさんいます。

変化することが自然なのに、まったくぶれない自分になりたがる人がたくさんいるのです。

例えば、桜の木は春夏秋冬、季節ごとに見た目が変化し、もちろん毎年成長（老化）します。いつ見ても同じ、ということはありませんね。

人も同じです。自然の一部として、人も常に変化していくものなのです。それでも、「私」として生まれている限り、「私はこの私」ということは揺るぎません。

ぶれることがイヤだと思うときは、

「私は、ぶれることの何がそんなにイヤなのかな？」

と改めて考えてみましょう。それは、周りの人や出来事に流されるだけで、自分の意見がないような気がする、という点かもしれません。

私たちは日々生きている中で、毎瞬毎瞬、さまざまな選択をしています。

それを、

「お腹が空いた」→「何でもいいから口に入れておこう」

「イライラする」→「腹が立つ！」

「元気が出ない」→「まったくイヤになるわ」

というふうに、反応するだけでそれ以上掘り下げずに終わってしまっていると、

「なんとなくまた、今日も一日終わってしまった。あーあ」

と、地に足がついていないように感じる結果になるのではないでしょうか。

ですので、まずは、

「お腹が空いた」↓「何を食べようかな。私は今、何を欲しているだろう」

「イライラする」↓「いったい私は何にイライラしているのかな」

「元気が出ない」↓「私は今、休みたいのかな。気分転換をしたいのかな」

と、その都度、自分ときちんと落ち着いて相談をしてみることです。

ぶれぶれでもいいのです。変化するのが自然です。

ただ、**自分が今どうしたいのか、その選択を少しだけ丁寧にすることを意識してみると、徐々に自分主導で一日を過ごしていけるようになっていきます。**

そうして一日一日を歩いてきた道を振り返ったとき、そこには「自分らしさ」が残っているのではないでしょうか。

Column

心の冷えが体に出る　症例②

頭痛持ち

検査をしても特に異常もないのに、慢性的に頭痛が続く人がいます。頭がギューッと痛くなっても、「薬をのんでどうにかその場を乗りきればいい」と考えている方も多いようです。

頭痛に限らず、薬で一時的に痛みをわからなくすることはできても、体や考え方のクセが変わらなければ、また、同じような症状を繰り返します。

こういう慢性的な痛みの症状は、体がそう教えてくれているのはありがたい、と思って自分の思考を見直すチャンスなのです。

さて、慢性頭痛には主に、①偏頭痛 ②筋緊張性頭痛 ③群発頭痛 という3つのタイプがありますが、それぞれ痛み方に特徴があり、対処法も異なります。

中でも、患者さんの数は多いのに、診断がなかなかつきづらく、痛み止めも効きづらい「筋緊張性頭痛」は、つらい肩こりと、きつい帽子を被ったように頭全体をギューッとしめつけられるような頭の痛みが特徴です。

そこで、筋緊張性頭痛の方がやりがちな体のクセと、症状改善のために気をつけることをご紹介します。

①肩甲骨を動かす
まずは、日常の動作で、できるだけ肩甲骨を動かすことを意識するようにしてください。肩まわしや腕伸ばしのストレッチをするときも、肩甲骨が確実に動くことを意識して行ってください。

②首を前に出さない
人は脳が水平に保てる姿勢をとるようにできていますので、首が前に出ていると、脳を水平にするために体全体にゆがみが生じます。すると首と肩には常に頭部の重みを支えるために負担がかかり、肩こり、痛みが生じるのです。気づいたら頭を後ろに引き気味にし、背すじがまっすぐになるように常に意識しましょう。

③目を使いすぎない

現代の私たちは、スマホ、パソコン、テレビなどさまざまなものを長時間凝視する生活を送りがちです。それによって、視神経が疲労し、視神経からつながっている大後頭神経という、首と頭のつなぎ目あたりに痛みが出る原因になります。首と頭のつなぎ目を押して痛い人は、目の使いすぎなのです。まずはそれを自覚することが大切です。気づいたら、目を少し休ませてあげるようにしましょう。

④呼吸を深める

常に神経が緊張している人は、呼吸が浅くなってしまう傾向にあります。その結果脳に酸素が足らず、頭痛が生じる原因になります。また、呼吸が浅いと自律神経のうちの交感神経という緊張させる方の神経が優位に働き続けてしまい、結果として心身のバランスが崩れてしまいます。

日ごろ気がついたら、丁寧に深呼吸を三回しましょう。これは、頭痛持ちではなくても、心身の健康にとても大事なことです。

筋緊張性頭痛タイプの方の肩や背中、そして上腕を触ってみると、とっても硬いのです。しかもそれは体だけの話ではありません。問診を進めていくと、これらの方たちの考え方には、「○○すべき」「○○でなければならない」がとても多く、心もガチガチにこわばってしまっていることに気がつきます。

仕事でも家庭でも、普段から「こうしなければならない」という思いに縛り付けられた結果、心だけでなく、体にも影響を及ぼしてしまっているのです。

「○○すべき」「○○でなければならない」が多いほど、神経をピリピリと張り巡らし、呼吸が浅くなってしまうので、血流が悪くなり、筋肉はこわばり、脳に酸素が行き渡らなくなって、結果的に頭痛が生じるのです。

ですから、当然、この逆をすれば頭痛は軽減、改善できるというわけです。

「こうすべき」が出てきたら「本当にそうだっけ?」と確認してみる。どっちでもよければ、いったん「こうすべき」をやめてみる。

そのようにして「表もあれば裏もあり」「白もあればグレーもよい」というふうに選択肢が広がると、気持ちはとても楽になります。

処方箋その3

人間関係を根こそぎラクにする

当たり前のようで忘れてしまっていること

悩みごとのほとんどは、人間関係の中で生まれるのではないでしょうか。

もし、自分が思うように他人も同じことを思っていて、感じてくれて、何も言わなくても他人が自分の思い通りに動いてくれるのなら、悩みごとは全部なくなるかもしれませんね。

でも残念ながら、自分と他人は違うのです。私たちはいつの間にか**「自分と他人は違う」ことを忘れてしまった結果、**人間関係でのしがらみがたくさんできてしまうように思います。


ここでも人間を木に見立ててみましょう。

私たちはたとえ親子であっても、違う種類の木です。そして社会に出て知り合う人たちも、すべて違う種類の木であり、まったく同じ木として生まれている人は一人としていません。

しかし、私たちはつい、他人のことを「わかってくれる同じ種類の人」と思い込んだり、期待したりしてしまいます。なぜでしょうか？

それは、私たちが植林の木のように、「なるべくみんなと同じになるように」育てられてきたからなのです。

そのため、他人と自分にはあまり違いがない、と勘違いしてしまっているのでしょう。

だからこそ植林グループの中では、「わかっているもの同士」として同じ基準やルールを当たり前のように押し付け合うことや、暗黙の了解があまりに多く、そしてそれらを守れない人のことを、「あの人、変わってるよね」と排除しようとするのではありませんか？

その結果、私たちは日々ありとあらゆる場所で、そこでの基準やルールを見つけることができなかったら命取りと言わんばかりに、血まなこになって探しているのです。そうして周囲の目線を気にしたり、他人と自分を比較して、なるべく「みんなと同じになろう」と頑張っているのです。むしろそれを目的に、毎日を送ってしまっているのではないでしょうか？

それらしい振る舞いができない人が「ダメな自分」と落ち込んだり、「それらしい振る舞いの中で上のほう」を目指そうとして頑張ったり……。

これでは、とても疲れますよね。

なぜなら実際は、私たちは誰一人として、同じ木はないのですから。それなのに、**「同じである」という幻想**に振りまわされ続けているだけなのです。


人間関係で疲れてしまうのは、「同じ植林の仲間」であることを前提としてしまっているあまりに、他人と違う意見だったらいけないから、自分の意見や気持ちを隠し、周りと合わせようとするからだ、と思います。

それぞれの幸せ、したいこと、目指していることはみな違います。それなのに、すべてを他人と比べて合わせようとしていたら、それは疲れますし、自分のことがわからなくなるのも、仕方がないことです。

私たちが生まれてから「普通に」育てられると、植林の木の一部になって生きるように誘導されているのが、今の日本での教育です。

そうして育てられた結果、自分と相手は同じ価値観でいるのに違いないから、自分のことは相手に伝えなくても、察してほしい、察して私の思うように行動してもらいたい、そういう、魔法使いにしかできないようなことを他人に望むようになってしまうのだと思います。

だから相手に「私は違う意見です」と言われただけで、自分が否定された、あるいは攻撃されたと過剰に傷つき、さらに心を頑なにして、自分の殻の中に閉じこもってしまう人も多いのです。

他人と自分の意見が違うのは当然のこと、とは知っていても、いざ親しい人に言われるとショックを受けるものです。それほどに、私たちは「同じ意見」「同じ価値観」「同じ固定観念」を他人も当然持っている、と思いこんでしまっているのです。

このように、「相手と自分は同じ植林の木だ」と自分と他人を類似化してしまい、線引きをしない結果が、さまざまな悩みの原因になっていると言えます。

自分の意見や気持ちが相手に伝えられないまま、その関係にしがみついて維持しようとする人間関係は、とても消耗しますよね。

できることなら、お互いにそれぞれの違いがあることを前提にし、言いたいことを上手に伝え合い、

「あなたはそう思うのですね。私はちょっと違って、こう思います」

「あなたはそれが苦手なのね。私は得意だから、それは引き受けるわ」

と屈託なくその都度言い合うことができれば、お互いにとって有益な方向に物事が進んで行くのではないでしょうか。

ここからはさらに、人間関係で疲れはて、心が冷え固まってしまった方へのヒントを書いていきます。

どうして人付き合いが必要なのか？

もし、宇宙に自分一人しかいないとしましょう。すると、自分が何者なのか、私たちは知ることができません。

そう、**鏡がないと自分の姿が見えないように、他人がいないと自分のことはわからないのです。**他人によって自分を定義してもらっている、と言ってもいいのかもしれません。

例えば私は何者かというと、患者さんから見れば医者であり、子どもから見たら母親であり、男性から見たら女性であり、小柄な方から見たら長身であり、それらはすべて、相手がいるからわかる、私の輪郭です。

よって、人間関係というのは、自分の輪郭を示すために必要なのだ、と思うのです。相手との「違い」があるからこそ、自分のことがわかるのですね。

このことから、人付き合いが必要な理由の一つは、「自分のことを知るため」が

挙げられます。

二つ目の大きな理由として、「人は一人では生きていけないから」でしょう。

「私のことをわかってもらいたい」

「私のことを知ってもらいたい」

これは誰にでもある欲求の一つです。だからこそ、人は人とつながり合いを求めたがるのだと思います。

そして、この「わかってもらいたい」「知ってもらいたい」が過剰になりすぎると、**自分以外の人に依存してしまい、苦しむことになります。**

「誰かといたい」を欲するあまり、人間関係に依存していなければ不安で仕方がない、となると、とても苦しいですよね。

健全な人間関係を築くためには、まずは「私はある一本の木である」と根っこを張り、自分で立っていられることが大切です。倒れそうな木同士で絡み合って、寄りかかり合っていたら、お互いが腐って倒れてしまいますし、片方が支え、片方が完全に寄りかかっていても、お互いにダメになってしまいます。

そして、人付き合いが必要な三つ目の理由は、「それぞれが完全でも完璧でもないから」だと思います。

「ある一本の木」として生まれた私たちはオールマイティーに何でも自分でできるわけでもなく、またオールマイティーを目指す必要もありません。得意なこと、不得意なことがあるのが自然です。**それが個性であり、その人の特徴になるのですから。**

ですが、私たちはオールマイティーな「植林の木」になりたがり、何でもかんでも「ある程度普通にできる人」でいることが価値のあることだ、と信じてしまっています。

本当にそうでしょうか？

自分が得意なことをすることによって他人のためになり、自分が不得意なことは他人にしてもらうことで支えてもらう。お互いさまとは、そういうことなのではないでしょうか。そしてこれが、人付き合いをする理由でもあります。

信頼関係というのは、お互いさまがあってこそ生まれるものだ、と思います。

他人を頼り、何かしてもらったことに、「同等のお返しが必要だ」と信じている人は多いものです。あるいは、他人に頼ること自体がリスクであると考えている人もいます。

けれど、持ちつ持たれつのお互いさまができるようになると、「人に甘える」「人に頼る」ことは、その相手に「自信」を与えてあげられるということがわかります。誰かの役に立って、それに素直に感謝された経験は、誰でも気持ちがいいものですよね。そして自分がとてもいいことをしたんだ、と自信がつくものです。

お互いに、得手不得手を心得て、お手柄をシェアし、自信を付け合う関係ができたら、素晴らしいと思いませんか？

自分が困ったり疲れたりしているときには、素直に助けを求め、大変だ、と知らせる。そうやっていくと、人間関係もスムーズになり、信頼関係で結ばれていくように感じます。

みんなから好かれたい、誰からも嫌われたくない

人間関係で悩む大きな理由が、

「みんなから好かれたい」

「誰からも嫌われたくない」

という実現不可能な望みを持つからだと思います。

みんなから好かれて、みんなにチヤホヤされて、誰からも嫌われない人は、この世の中にはいません。かなうことがない願いを、意識的に、あるいは無意識的に望むことによって、自分自身を無理させているのかもしれないな、と思ってみることが、まず大切です。

また、仲間がたくさんいることがいいことだ、というのは幻想です。

たくさんの友達や仲間がいても、本当に自分のことを思ってくれる人なんて、そ

うはいません。特に、自分が窮地に追い込まれたときに、心から親身になってくれる人が一人でもいたら、それは本当にありがたいことです。

特に最近ではSNSで自分の生活を切り取り、顔もわからない「みんな」や「誰か」に向けて発信することが多いことから、それらの誰からも嫌われたくない、好かれたい、と思ってしまうこともあるようです。

リアルでも家族や恋人、同僚、近所の人、よく行くお店の人、犬の散歩で出会う人……毎日たくさんの人目を意識して過ごしているのに、そのほかにどれだけ多くの人目を意識しなければならないかと考えてみると、それが自分自身を縛り付けることになってはいないでしょうか。

「みんなに好かれたい」「誰からも嫌われたくない」この想いこそが、自分自身の気持ちや個性を押し殺させ、植林の木として均一化された人間をつくりあげる原因になります。

生きていれば、誰かからは好かれ、誰かからは嫌われる。これが自然なのです。

動物だって仲間と天敵がいます。森の木だって、共存していてもお互いにとって毒になる木もあれば、共生し合う木もあるのです。どちらか一方、はないのです。
ですから、それは不可能なんだと認めることによって、

「何だ、それでいいのか」

と心が少し楽になるのです。そして、「みんな」や「誰か」なんて本当はいないんだと思えるようになれば、目の前にいる身近な人と、もっときちんと向き合うことができるようになるのだと思います。

自分の意見や、自分の価値観を出してみましょう。意見や価値観というのは、クリスマスツリーの飾りとは違って、表面的に見て他人からわかるものではなく、自分が伝えないとわからないことです。
そして、意見や価値観を出すことによって初めて、同じような意見や価値観の人と人付き合いができるようになりますし、逆に違う意見や価値観の人とは距離ができるのだと思います。怖がらないでやってみましょう。

まずは「素の自分」のファンになる

自分のことが嫌いな理由は無数に挙げられるのに、自分のことを好きな理由は一つも挙げられない人もたくさんいます。なぜでしょう?

実際のところ、自分のことが好きな理由なんて、何だっていいのです。

なぜならば、私の代わりは私以外にいないからです。

自分以外の違う人には、どんなに頑張ってもなることはできませんし、またなる必要もありません。憧れている人を目指して、その人の素晴らしいところ、好きなところを取り入れるように頑張るのはいいことですが、「その人そのもの」になることはできません。

他人から好かれたい、心許せる人と出会いたい、と思うのならまず、自分が自分のファンになるようにすることです。

それも、他人から好かれている自分、他人から認められている自分、他人をリードできている自分……などの「◯◯な自分」ではなく、**飾りをすべて取り払った「素の自分」のファンになりましょう。**

それが、ほかに代わりがいない、自分自身だからです。

自分のことが嫌いな理由は、**いったい誰の目線で見ている理由なのか、**一度考えてみましょう。

「他人と比べて自分がダメだ」

「誰か私のことを認めてください」

「褒めてください」

そうしたら私、自分のことが好きになれますから……これではいつまでたっても、人に好かれることはないでしょう。

素の自分でいて、そのような自分を好いてくれる人が、一緒にいて楽な人です。

他人をラベリングすると自分が苦しむ

他人に対して、「あの人は◯◯な人」とラベルを貼っていませんか？

ラベルを貼れば分類ができて、ひとまず安心できるかもしれません。でも、不思議なことに、他人を分別するラベルが増えるほど、自分がとても息苦しくなっていき心もこわばっていきます。

なぜなら、人にラベルを貼れば貼るほど、そのラベルの数だけ、自分のこともまた、「それができているか」「そうなっていないか」と見張ることになるからです。

そして一度他人にラベルを貼ってしまうと、その人のことはそれ以降、ラベル通りにしか見ることができなくなってしまいます。

人は常に変化していますし、ときと場合によっても変化しています。でも、そうやって固定化してしまうと「◯◯の人だ」としか認識ができなくなるのです。

例えば、冷たい人だ、とラベルを貼ってしまえば、たとえ相手が本心から親切にしてくれようとしていても、

「冷たい人が親切にしようとしているのは、何か魂胆があるはずだ」

と思い込み、親切を受けとることができません。

他人とのコミュニケーションがうまくいかない人は、相手のことをラベリングしようとしていないかどうか、一度意識をしてみてください。

お互いがラベルを貼ろうとせずに、フラットな目線で相手の前に座り、話を聞く姿勢でいるのなら、お互いが心を開いた状態で会話できるでしょう。

人も自分も、時と場合によって変化していくことを許してあげることができれば、心は今よりもっと自由に楽になるのです。

「苦手な人」との付き合い方

いつも好きな人とだけ付き合えたら楽ですが、社会生活をしていれば、苦手な人は必ず現れるもの。どのように考えていったらいいでしょう?

まず、苦手な人というのは、**自分と感性や価値観が違うから苦手なのだ**、と認識することから始めましょう。

先ほども「自分と自分以外の人の差」から自分を見ることができると書きましたが、**苦手な人(鏡)に自分を映すことによって「私はこういう人」という輪郭がより、はっきりと認識ができるようになります。**

相手のどういうところが苦手だと思うのか、書き出して整理してみてください。

例えば後輩について、「すぐに上司に頼って責任感がないんだから!」と思ったとしましょう。相手を「依存的で責任感がないな」と苦手意識を持ったのなら、そこに映し出される自分の姿は「自立精神旺盛で、甘えることが苦手で責任感がたっぷりある」となります。

このようにして見てみると、自分自身がどういった価値観、あるいは固定観念を持って生きているのか、理解が深まるようになります。

さらに進めていきましょう。

次は、見ているだけでイライラする人のことを、**「私はどこかでうらやましいと思っているのではないか?」と疑問を持ってみてください。**

先ほどのたとえで言えば、「私だって、少しは他人に助けてもらいたいのに!」と思っているかもしれません。あるいは「私ばっかりいつも損している!」と相手に恨み節を言いたいのかもしれません。

そのようにして、苦手な相手がいたら、「どこかで自分も相手のようになってしまえたら楽なのにな」というポイントがないかどうか、よくよく、検証してみてください。

自分が苦手な人のパターンは、決まっていませんか?

決まっているということは、**自分の特定の価値観や固定観念を刺激されるから、**

相手のことが鼻についたり、苦手で避けたくなったり、あるいはいじめたくなったりするということなのです。

苦手な人を観察し、その人のどこが私のことを刺激しているのかを書き出したら、次に、その要素を自分も少しだけ取り入れたとしたら、**今より自分が少し楽になったりしないだろうか、**と想像してみましょう。

他人に頼ってばかりの後輩を見て、「ずるい！」と思っていると気づいたのなら、「私も少しは他人に頼ってみたらどうなるかな？」と想像してみる。

いつも自分の気持ちをきちんと口に出す友達のことを、「うっとうしいな」と思うのならば、「私も少しは自分の気持ちを口に出してみたらどうなるかな？」と想像してみる。

そして、想像してみて、

「なんかずるいと思っていたけど、ホントはちょっとうらやましいのかも」

と思う部分が見つかったのなら、自分にもその要素を少しだけ取り入れてみるのです。なぜならば、**「うらやましいな」と思う要素は、今のあなたに必要な要素だからです。**

ずるいと思う人、苦手だと思う人の「うらやましいかもしれない要素」を、自分も少し取り入れてみようかな、**そう思えることがとても大事です。**

結果的にずるい人のやり方を選ばなかったとしても、「こうでなければならない」しか選択肢がないのと、**「選んでもいいし、選ばなくてもいい」**という選択肢があるのとでは、選んだ結果は同じであっても心の余裕がまったく違います。

前にも書いた通り、選べる選択肢は多ければ多いほど、人は自由を感じるからです。

このように考えてみると、今、周囲にいる苦手な人やずるいと思っている人たちは、自分にとって貴重な出会いだと言えます。

彼らとの出会いは、自分の心に風穴をあけるチャンスです。

単に「苦手」「ずるい」でおしまいにしては、もったいない相手なのです。

「嫌いな人」との付き合い方

今度は、「苦手」を超えて「嫌いでどうしようもない人」との付き合い方について、お話ししたいと思います。

ご存じのように、人を嫌うということは、自分をとても疲れさせます。

誰かを嫌えば嫌うほど、相手のことに自分のエネルギーを割いて観察し、ムカつくところを次から次へと発見し、それでまた「ああだこうだ」と文句やグチを言いたくなるものですから。

それはすごく疲れることですし、貴重な時間をこのようなことに奪われるのもイヤですよね。ましてや、**自分が「嫌うこと」によって相手が変わるわけでもなければ、自分の気分や立場がよくなるなんてこともないのですから。**

でも人間ですから、ときには苦手を超えて嫌いになってしまう相手も現れます。

そんなときは、どうすればいいのでしょう。

嫌いでどうしようもない相手がいるのなら、できることは二つだけです。自分を守るために**「攻撃する」か「逃げる」**、どちらかしかありません。

ともすれば、人は嫌いな相手からも好かれようとか、嫌われたくない、なんて思うものですから勝手なものです。ですが、中途半端に「嫌われたくない」とか、「いい人に見られていたい」という態度をとるから、かえって嫌いな人に攻撃されたり、意地悪をされたりするのです。

「自分を守るため」には、相手に嫌われようがいい人と思われなかろうが、「攻撃する」か「逃げる」かを、自分で選んで対処するしかないのです。

そうでなければ、明日も明後日も、嫌いな人のことがあなたの頭から離れず、食べていても仕事をしていても、家事をしていても、友達と遊んでいても、上の空になってしまうでしょうし、**嫌いな相手に自分の大事なエネルギーをすべて費やすことになるでしょう。**

それでは具体的に「嫌いな相手を攻撃する」とはどういうことかについて、お話します。

攻撃といっても、ケンカを売る必要はなく、相手にちゃんと「私はあなたの〇〇なところがイヤなのです」と意思表示をすることです。その上で、あなた（嫌いな人）が私に対してそのような態度を続けるようなら、今後はあまりお付き合いをしたくないと、きちんと伝えるのです。

難易度が高そうですが、**「自分を守る」というのは、まずは自分の意思をしっかり相手に伝えることから始まります。**

もちろん、それで嫌いな相手が行動を改める可能性もありますし、改めなければ、申し出た通り、その後は付き合い方を変えていけばいいのです。

二つ目の方法の「逃げる」についても具体的に説明します。

逃げるとは、物理的に嫌いな相手の前から自分がいなくなる、会わないようにする、連絡をとらないようにする、というようにするのがいいのですが、職場や学校、地域など、すぐには動けない人間関係であれば、それもむずかしいですよね。

そのようなときには、

- **自分の意識に嫌いな相手がのぼらないようにする。**
- **嫌いな相手の意識に自分がのぼらないようにする。**

この二点に尽きます。

これは瞑想のようなものです。気がつけば嫌いな相手のことばかり考えているのですから、それを自分の意志でやめることです。

では、「嫌いな相手の意識に自分がのぼらないようにする」には、どうすればいいのでしょう。

嫌い、嫌い、と言いながらその人の噂をしたり、仲間をつくるためにグチを言い合ったりして、**嫌いな相手にむしろ自分が執着してしまうパターンがとても多いものです。**噂をしたりグチを言っていたら、嫌いな相手にもそれは伝わります。あるいは「嫌いな相手に負けたくない！」と、対抗意識を持つことによって、戦いがエスカレートしてしまうのです。

「相手を刺激しないこと」が大事なので、物理的に相手の前から自分が消えられないときには、相手の意識に自分がのぼらないように、嫌いな相手を無理して避けたり、無視したりするのではなく、サラッとスムーズに、自分自身が空気か水になったかのように、嫌いな相手に言われたことにも何も感じないで「はい」と返事をしてさっさとやる。できないときも、何も感じないで「今それはできません」と対応する、などの方法をとればいいのです。

嫌いな相手に対して、いちいち感情的になったり、相手の嫌いな部分をいちいち評価して味わったり、負けたくないと対抗意識を持つから、自分の心がどんどん硬くなるし、疲れていくのです。

噂をしたり悪口を言っても、現状は何一つ変わりません。噂をするたび、悪口を言うたびに、相手のことを思い出してイヤな思いをすることで、繰り返し自分自身を痛めつけるのはもうやめましょう。

本音を言いあえる関係

自分の本音が言える相手が、この世に一人でもいたら、人はものすごく楽に生きていけます。

あなたの周りにいる人を思い出してみてください。そこに本音で語れる相手はいますか?

あるいは、自分に本音で語ってくれる人が一人でもいますか?

本音を言って聞いてもらうのと、相手を自分の言いなりにすることはまったく違います。本音を伝えて相手にお願いがあるとき、相手がそれをしてくれるかどうかはまた別の話なのです。

まずは、自分自身の言葉で、**思っていること、したいこと、してもらいたいこと、**が言えますか?

「本音を語る」の対極にあるのが「他人の噂話をすること」です。

友人や恋人、家族とおしゃべりするとき、どんな話題が多いですか？

いつも他人の噂話をしているのは、おそらく「自分自身の本音が語れないから」「自分のことを語るのが怖いから」「相手からよく見られたいから」なのかもしれませんが、相手の顔色を伺いながら、何を話そうかと常に頭を高速回転させるのは、とても疲れますよね。

たった一人でもいいから、自分の本音を語れる相手、そういう相手が今すぐ思い当たらなくても大丈夫です。

まずは、少しずつでもいいので、自分の言葉で自分の気持ちをノートなどに書き出してみましょう。自分自身の本音を書き出して、掘り起こしていく作業をしてみてください。

書き出してみることによって、今の自分の本音がわかるようになってくるでしょう。長年無視し続けてきた本音をただ、聞いてあげてください。いきなり他人に本音を語るのがむずかしくても、自分自身の本音に耳を傾けてあげることは、誰にでもできると思います。

そのとき大切なのは、どんな本音が出てこようとも、自分にダメ出しをしないことです。

びっくりするような本音が出てきても、ただ、聞いてあげてください。

このようにして、自分の本音に自分で向き合うことを続けていくと、いつかは「この人なら」という人に、自分の本音を自然なかたちで話せるときがくるはずです。

本音を聞いてくれる人がいるだけで、本当にありがたい、とそのとき思うでしょう。また逆に、本音を言うことはとても勇気が必要だということも初めて理解できるでしょう。ですから、他人が自分に本音を語ってくれたとき、相手のことをとても大切に思えるようになるのです。

このようにして、本音を言える間柄は時間をかけて、少しずつつくりあげていくものなのだと思います。

人間関係は社交ダンスのようなもの

人間関係はまるで社交ダンスのようだな、と思うことがあります。自分がどのようなステップを踏んでいるかによって、社交ダンスのように相手も自分のステップに合わせて踊るようになるのです。

例えば、いつも恋人に尽くしてばかりいる女性がいたとします。その女性は、「どうして私はいつも、ダメな男性と付き合ってしまうのだろう」と毎回悩みながら、**実は彼女自身が「私は尽くしていなければ大事にされることがない」というステップを踏み続けているのです。**

そうすると、その女性とダンスを踊る男性は、最初は尽くされることに感謝していても、女性のステップに合わせているうちに、尽くされることが当然となり、女性を大事にしなくなっていきます。

また、「いつも女性上司ににらまれる」と悩んでいた女性がいました。どこの職場に行っても女性上司にきつく当たられる、と言うのです。
これも、行く先々の職場に後輩にきつく当たる上司が存在しているのではなく、自分自身がきつく当たられるステップを踏んでいるから、相手もそのステップに合わせて、社交ダンスをしてくれているだけなのです。

毎回同じパターンに陥る人間関係で悩んでいるのなら、いつも相手が悪い、相手がダメだから、と単純に相手のせいにしてばかりいては、何も変わることはありません。**ときには、「もしかして、自分のステップ（考え方や行動）が原因で、相手がいつも私が嫌がることをするのかもしれない」と疑問を持って観察してみることが大切なのです。**

そして、自分自身のステップ（考え方や行動）に原因がある、思い当たる節がある、とわかったのなら、それを変えていきましょう。
最初はぎこちなくても、頑張って新しいステップを踊っていけば、それに合わせ徐々に自分が望むような踊りを一緒に踊ってくれる人が、目の前に自然と集まってくるでしょう。

人生のパートナーと出会うには

前項の社交ダンスのたとえで言うならば、**人生のパートナーとは、まさに息を合わせて一緒にダンスを踊ってくれる人です。**

そのパートナーは、条件だとか、お金や地位、外見などのわかりやすい、いわゆる「スペック」で選ぶ相手ではありません。

あくまでも自分が自然体になれて、素直な欲求のままにステップを踏んでいられる相手のことを、人生のパートナーと呼びます。

男性にも女性にも言えることですが、結婚してもなお親から教わった踊り方だけを頑なに守り、何か起きるたびに親の意見を聞いてからじゃないと動けない、という人も意外と多いものです。

目の前にいるパートナーとの新しいステップを生み出そう、つくり直そう、お互いのステップを合わせよう、としない相手とは、日々の暮らしも噛み合うことがないでしょう。

このように考えてみると、すでに結婚したからといって、相手が人生でただ一人のパートナーとは言いきれないかもしれません。

それぞれが親から自立して、身軽になり、共に本来の自然体の姿に戻っていく。私はこれが、人生のパートナーと一緒にいる一番大切な理由だと思います。

もちろんそれは結婚相手だけには限りません。異性であれ同性であれ、友人関係であれ、大事なパートナーであれば同じことが言えるでしょう。

自然体に戻った人同士のダンスであればこそ、いつまでもラクに、楽しく、満足して踊り続けることができるのです。

Column

心の冷えが体に出る　症例③
喉の奥が詰まる感覚

女性の患者さんに多い症状の一つに、「いつも喉の奥にモノが詰まっている気がする」というものがあります。その詰まっているモノとは、「言いたいことを言わずにためてきたモノたち」です。

他人からいい人だと思っていてもらいたい、自分が価値ある人間だと認めてもらうために、「普通はこうだから」「これが常識だから」「大人はこうすべき」「親はこうあらねば」「女性は」「妻は」……と無数の縛りを自分自身に課し、できないと自分にダメ出しをする。

言いたいことを言えずに黙って我慢、ずっとそれをしてきた結果が、「喉の奥にモノが詰まる感じ」なのです。

「あるべき理想の姿からかけ離れている私はモノを言っていいはずがない」このような無意識下での想いこそ、言いたいことが言えずにいる要因になっていると思います。

こう思い込んでいる人の脳内で無数に浮かぶ考えは、次の三つの領域に分けられます。

・自分の領域
・他人の領域
・自然の領域

三つの領域すべてを分けずに考えてしまうと、実際には自分自身でコントロールできない「他人の領域」「自然の領域」のことまで自分がコントロールしよう、どうにかしよう、として不安になったり、問題意識を持ったりしてしまうのです。

その結果、「これもあれもしなければならない」「私にはもう、手に負えない！」と焦り、空まわりすることが続いていくと、疲れはてて髪の毛や肌もカサカサになり、顔色も悪く、目から光がなくなっていきます。

さらには「私って本当に何もできないダメ人間なのです」となり、「あるべき理想の姿からかけ離れている私はモノを言っていいはずがない」という思い込みをつくってしまうのです。

まずは、「私は何をやってもダメだ！」とパニックにならずに、自分が考えることを、三つの領域に分けることから始めましょう。

そのうち「自分の領域」以外の、「他人（自分以外）の領域」と「自然の領域」については、いくら自分が考えてもムダだということを頭に置いてください。

自分が何もできていない、と信じ込んでいる人の多くは、「他人の領域」「自然の領域」で自分が何かしよう、作用をおよぼそう、思い通りにしよう、としていることが多いのです。結果、それはかなうことは滅多にないため、ひたすら空まわりし、消耗するだけということになるのです。

さらに、「自分の領域」だけに分けたら「今、すぐできることは何か？」を見つけましょう。

お皿を洗う、シャワーを浴びる、ソファで休む、好きな音楽を聞く……、何でもいいのです。できることから、今すぐ取り組んでください。

一つ何かをしたら、あなたの現実は動いていますよね。

「他人の領域」「自然の領域」に対する行動と決定的に違うのは、「自分の領域」でやりたいことをやれば、必ず自分の現実が動く、ということです。

「他人」や「自然」では、このような結果がいつも出るとは限らないので、それが大きなストレスとなっていたのです。

そうやって一日、一日を過ごせば、それでいいのです。

そして、一つ一つやっていけば現実ももちろん変わり、それによって、

「ああ、私は今日、頑張ったな」

と満足がいくようになります。

そして、満足がいくようになると、自分が言いたいことも他人に素直に言うことができるようになるのです。

言いたいことが言えないのは何かに対して怒っているから、ではありませんか？

その怒っている相手とは誰ですか？

本当にその相手に対する怒りでしょうか？

言いたいことも言わせてくれない「自分自身」に対して、憤慨しているもう一人のいじけた自分が中にいませんか？

よく観察してみましょう。

処方箋その4

親子関係の適性温度

親子のちょうどいい湯加減

親子関係には、熱すぎず、冷たすぎない、「ちょうどいい湯加減」というものがあります。**そこにつかると心からホッとできて、体を芯から温めてくれる、そんな湯加減です。**

湯の温度が高すぎる場合、親は子のことがいつまでも心配で、子どもが本当はどう考えているかを見ることなく、いつまでもベタベタと干渉し続けることがあります。

反対に、温度が低すぎるのはどういう場合かというと、親が自分のことだけに夢中になりすぎて、子どもに無関心だったり、周囲の目ばかりを気にして、やはり目の前の子どものことは見ていなかったりする、そんなあり方のことです。

どちらの場合も、子どもが心から安心できないという点では同じです。

これを続けられた子どもは、やがて大人になってもその影響で心が冷えて硬くなり、自分を見失ってしまうので、そんな温度のおかしい親子関係からもなかなか自立できません。また親自身も同じく、子どもから自立できない状態に陥ります。

そう。誤った温度の親子関係は、大人になっても、人によっては死ぬまで影響が続くのです。人生の悩みのほとんどの根っこは、この不適正な温度の親子関係が形づくっていると言っても過言ではないでしょう。

ですから、自分の人生を楽にしたいと思うのなら、自分の親子関係を見直すことはとても有効な場合が多いのです。

この章では、冷えた心の連鎖を生まないように、**子育て**に関することを中心に書きました。しかし内容は、子育て中の方ではなくても、**自分と親の関係**を見直すヒントにしていただけることは多いと思います。

どうぞ、ご自分の状況に合わせて参考にしてみてください。

代々続く「生きづらさ」のステップ

前章で、人間関係は社交ダンスのようなものだと書きましたが、最初に子どもの相手をして踊るのは、一番身近にいる大人――多くの場合、それは親です。

その親はというと、そのまた親に習ったステップを踊っています。そんな**代々続くステップを、私たちは子ども時代にがっつりと受け継いでいるのです。**

子どもの頃は、親のステップが「これこそが唯一の正解だ!」と素直に信じ、疑うことなく習い続け、そうして身についたステップを踏みながら、私たちは徐々に社会に出ていきます。

さて、社会に出てみれば、さまざまな家庭から生まれ、またその家庭で代々続くステップを踏む人たちと、人付き合いをするようになります。

そうなったときに、「あれ?! なんだか私、すごく生きづらいかも」と思うかもしれません。**親に習ったステップが、なぜか他人と付き合うときに、噛み合わない、あるいは、そのステップによっていつも自分が傷つくのです。**

そのうちに、自分に自信がなくなってきて、

「もう、踊りたくない！　イヤだ！」

と社会から逃げてしまいたくなることもあれば、いつも見えない「敵」と戦っているように生きなければならなくなる。これはとても苦しいことです。

代々受け継がれたステップが苦しくなったとき、私たちはいったいどうしたらいいのでしょう？

踏み続けたステップが苦しみの原因であるのなら、勇気を出してやめてください。そして、**親に教わったものではない、新しいステップを始めるのです。**

それは、一人でもできますし、親の価値観とは違う、新しいパートナーと一緒に踏み出すこともあるでしょう。

でも、長年慣れ親しんできたステップをやめるというのは、とても怖いことです。慣れていることをやめること、新しいことを始めることは、私たち生物にと

って本能的には非常にリスクが大きいことだからです。

また、いくら違和感があるとはいえ、親と違うステップを踏みだすのは、親を否定するような、切り捨てるような、裏切るような罪悪感を持ってしまい、なかなか踏み出せないかもしれません。

でも、これは親のためでもあるのです。**生んでもらった自分を最大限に活かして、喜んで生きる、満足して生きるためには、親から与えられたステップだけを踏み続けていたのでは、いつまでたってもかなうことがないのです。**


生きづらいな、と思いながらも「親のせい」にして、そのまま与えられたダンスを踊り続け、いつまでも親の言いなりになったり、頼りきりだったり、あるいは反対に親が子どもに頼りきりになる、というのでは、親子ともに「幸せに自分を生きている」と言えません。

表面的、物理的には自立しているように見えても、踏んでいるステップがそれでは、本当の自立とは言えないのです。

子どもの可能性を伸ばしたいときにすべきこと

「子どもの可能性を伸ばすために」と、ありとあらゆる習い事をさせていないと不安な人がいます。でもそれが、本当に子どもの可能性を伸ばすことになっているのでしょうか。

可能性というのは、「その子が本来持っているけどまだ発揮されていない部分」であり、親の予測を超えているから可能性なのです。ですから、**親が考えつく範囲の「子どもの可能性」とは、親の子どもに対する「願望」にすぎません。**

本来、親が望んでいるのは、「まだ見ぬ可能性を活かして、幸せに生きていってもらいたい」ですよね。そうであれば、**子どもが自ら興味を持ったこと**について、それを体験するチャンスを与えることが、親ができることです。

決まりごとの多い学校が終わって帰宅したら、すぐに「宿題をやりなさい！」と命令され、やりたくもない習い事で一週間のスケジュールはいっぱい。こうして子ども時代の大事な余白（ボーっとする時間）を奪ってしまっても、はたして本当の意味での「子どもの可能性」は芽を出すのでしょうか。

ただひたすら日々に追われる大人と、ただやらされるだけの子ども。誰のための、何のための人生なのでしょう？

確かに、子どもの可能性は生まれたときは無限にあったでしょう。

ですが、その可能性をどんどん限定し、「こうなってほしい」「あっちもできてほしい」「これもできたほうがいいんじゃないか」。

親はそうやって、「子どもの可能性」を広げているようで、実際には逆のことをしているのかもしれません。

自分が子どもにしていること、よかれと思っていることについて、冷静に自分を振り返ってみる時間は必要です。

世の中は、どんどん変わっています。

「自分がこう育てられたから」

「そういうものだから」

そんな、**人から与えられた根拠もない理由だけで、子どもに毒を与え続けている自分を正当化してもいいのでしょうか？**


目の前にいる子どもの姿は、親が子に対して、やってきたことの結果です。親の考えを押し付けた結果、理想通りに子が育たなかったとき、

「こんなはずじゃなかった」

「子どもの出来が悪かった」

と子どもを責めたりするのですから、子どもには逃げ場がありません。

子どもが違うのではなく、周りの大人の何かが違うのでしょう。

「自分を正すべきなのは、子どもではなく、大人」です。

それまでよかれと思ってきたことが違った、と今さら認めることは、恥ずかしい、怖い、イヤだ。いろいろあるでしょう。

でも、子どもというのは、そんな大人すら許す心をちゃんと持っています。大

人が変われば、子どもは素直にそれに反応します。

子どもの可能性というのは、周りがうながすものではなく、子ども自身が自分で気がつき、そこから試し始めるものです。

本当は、自分自身も子どもの頃そうであったことに、うすうす気づいているのではないでしょうか？

あれこれと子どもにさせてみなければ不安で仕方がない親こそが、我が身を振り返ることが必要です。後の祭りにならないうちに、子どもがまだ冷えきらず、柔らかい心でいてくれるうちに、今が見直しをするチャンスだと思います。

家の「毒」が子にまわらないようにするには

私は夜間診療所などで子どもを診る機会もあるのですが、中にはストレスが原因と思われるような症状で、吐いたり、微熱や腹痛を定期的に繰り返し、病院にやってくる子どももいます。

子どもというのは、家族の中で一番弱い存在です。きょうだいがいれば、その中でも強い子、弱い子が出てきます。そして、**家族の中の悪いものは一番弱い子に流れ込んでいくものです。**

「家族関係あるいは、個人の考え方の悪い部分」を、「子どもに垂れ流し、子どもが吸い取ってしまっているかもしれない」そういう視点を持つことは、親としては必要なことです。

慢性的によくないものが自分に流れ続けてきたら、どんなに若くて元気な子どもであっても、体も心も壊れていきます。

でも子どもたちは、自分の中にたまったものを吐き出す場所もなく、吐き出し方も知らずに、苦しんでいるのです。**その結果、体や心にさまざまな症状として表れてくるのだ、と私は考えています。**

ですから親は、親自身の問題を子どもに流してはいけないのです。

それは親の課題であって、子どもの課題ではありませんし、また、親とほかのきょうだいの問題も、それ以外の子の課題ではありません。

さらに、親が子どものために我慢していると、その我慢によって生じたストレスが結果的に子どもに流れ着いてしまうことがあります。

お母さんは家事も仕事も学校の役員も、地域のボランティアも、一生懸命にやっている。でもお母さんは忙しすぎて、とてもつらい。**お母さんがつらいと、子どももつらくなるものです。**

親の我慢しすぎや、頑張りすぎで子どもの具合が悪くなっているとしたらどうでしょう。こうならないためには、まずは親自身が、自分の心をきちんと整えることが大切です。そのためには、ストレスの元を整理する必要もあるかもしれませんが、そこは勇気を出して取り組みましょう。

子どもが繰り返し病気になったり、治ったと思ったらまたすぐ病気になったり、常に元気がなかったり、食欲がなかったりしているのなら、

「もしかしたら子どもに家族の毒が流れていってしまっていないかな？」

そういう視点を持ってあげてください。

そして、家に毒が生じるのは、どこかに無理があるからです。

どこに無理があるのか、その原因は何なのか、改善方法は何か、と具体的に考えてみましょう。

家の毒が少しでも減っていくように、そして最後は家の居心地がよくなるように努力をしなければ、子どもにとって家がつらい場所になってしまいます。

悩むときほど、自分のことをする

子どもの様子がおかしい、心配だと思うとき、親は必死になって子どもにまとわりつき、原因探しを始めてしまいます。すると子どもは、今度は必死にそれにも対処せねばならなくなり、さらに子どもを苦しめることになります。

子育てに悩むとき、あるいは子どもが苦しんでいるとき、親がすることは、子どもを変える努力をすることではありません。

必要なのは、「親自身が生き直すこと」だと思っています。

親が、まず「どうしたら自分の生き方が楽になるか」を考えて、自分が先に楽にならなくちゃならいけないのです。

自分が楽になるということに罪悪感がある人は、**「自分は誰かのために生きてこその自分だ」**という信念を持って生きてきた人です。

「自分は頑張っていなければ、ダメなんだ」そういう考え方のままで、子育てをすると、子育てを頑張ってしまう。家族に頑張ってしまう。親が幸せな家族のかたちを求めすぎ、それに固執してストレスを感じてしまうと、結果的にそのひずみは弱い子どもにいくことになります。「こうじゃないといけない」と思っていたことをやめるというのは、とても勇気がいることだと思います。

でも「頑張ることをやめろ」ではなくて、**そのやり方を、その方向性を、ちょっと変えてみるだけでも大丈夫です。**

「こんな自分じゃ、ダメだ！」ではなく、**「あれ、私のどこかに無理をしているところがあるのかな？」と自分を見直してみるのです。**無理が見えたら、そこをちょっとずつ訂正していく。そんな作業を繰り返してみてください。

親の気持ちが楽になると、自然と家族の空気が変わります。空気が変わればそこに生息している子どもだって、変わります。

でも、すぐに変えられなくても焦ることはありません。

家族が今より楽になるためには、時間がある程度必要です。焦らず、気長にやることです。

子育てには「これ」という正解はないからこそ、試行錯誤しながら、ムキにならず、ゆるやかに観察をして、時間をかけて、自分や相手が生きている限り、見守っていく。

それくらいが、ちょうどいいのではないかなと思います。

親のエゴほど、毒になるものはありません。でも、エゴがない人なんていうのも、いません。だからこそ、**自分にはエゴがあると気づいているか、気づかずにエゴを子どもに押し付けているのか、そこに大きな差が出てくるのです。**

今、この場で、自分から楽になりましょう。まずはどうしたら自分が楽になれるのか、立ち止まって考えてみましょう。

感情を縛ることの先にあるもの

私自身、現在三人の子どもを育てていますが、子育てで大事なことを一つ選ぶとしたら、**「子どもの感情を縛らず、どんな感情を抱くことも許すこと」**だと思っています。

では、「子どもの感情を縛る」ということは、どのようなことでしょう。

親が子どもの生活のルールを決め、行動を制限することはよくあります。その基準は、「子どものため」と信じることのほかに、多くの場合は「親の都合」であったりもします。それに対して、反抗する子もいれば、抵抗するのを諦めて、決められたルールの中で行動していく子もいるでしょう。

例えば、子どもに行動の制限をルールとして与えたときに、子どもはそれがとてもイヤで、

「なんで、そんなことさせるんだ！」

と怒りが湧いたとします。

そんなときに、親がこう言うのです。

「親の気持ちも知らないで！　お母さんがどんな気持ちでルールを決めていると思うの?!　あなたがだらしないせいでしょう！」

こう言われると、子どもは罪悪感を抱きます。「怒った自分が悪かった」と思うでしょう。このようなやりとりを通して子どもは、

「自分が怒りという感情を抱くことは、間違いなんだ」

と思い込みます。

罪悪感を持たせて、ある特定の感情を持つことは悪いことだと子どもに植え付ける、これが子どもの感情を縛るということです。

さらに、子どもが成長していく過程で、親以外の人と接するようになれば、

「自分のお母さんは、実は間違えているところがあるんじゃないか？」

と疑問や嫌悪感が湧いてくるときもあるでしょう。しかし、そういう子どもの

嫌疑を感じた親が、

「お母さんがあなたのためを思ってどんなに毎日苦労しているのか、わかっているの?! あなたは、何もわかっていない!」

と責め立てて、また子どもに罪悪感を抱かせます。

すると、親に自由に嫌悪感も抱けなかった子どもは、

「やっぱり私が間違っていたんだ」

という罪悪感を持って、大人になっていくのです。


そうやって、自然に湧いてきた感情を、罪悪感とともに親に押さえ付けられ、自分の行動、感情、精神を、親の期待通りにコントロールしていった結果、子どもはどうなると思いますか?

自分の感情、精神を使って生きることを諦めてしまった子どもは、安楽に、すべて親や身近な人の言いなりになっていればいいという、**「感じることを放棄した人」**になります。

「感じることを放棄した人」は、何をするにも自分で決めることができません。誰かに相談したり、モラル、ルール、一般常識、世間体、そういうものに従って生きることでしか、自分を支えていけないのです。

そして、自分の感情というものがどんなものなのかがわからないので、「こういう場面でどんな感情を抱けばいいのだろうか?」と正解を探し、それに最も近そうな感情を想像して抱くことで、なんとか生きるのです。

また、自分で決めたり、感じたりすることができないので、次に挙げるように周りの人を「道具」のように扱うことによって、自分の立ち位置を確認したり、行動を選んだり、感じることを演じて楽しんだりします。

「大事なことを決めてもらうための道具」
「褒めてもらうための道具」
「言いなりさせて気持ちよくなるための道具」
「イライラをぶつけるための道具」

「甘えるための道具」
「相手の優れたところと自分と一体化させて、優越感を感じるための道具」
「いい親を演じるための道具」
「いい上司を演じるための道具」……

はたして自分はどうでしょうか。家族を含めた他者のことを道具にしていないかどうか、一度考えてみてください。よくよく考えてみると、思い当たる節がありませんか？

本来、健全な人間関係とは、感じるままにそこにいることが許され、感情を表現することができ、共に何かを成し遂げていくことに喜びを感じる。相手の弱みさえも、その人の一部として見ることができる。そんな関係です。

一方で「感じることを放棄した人」の人間関係というのは、自分たちがそこにいるための道具としての役目をお互いにはたすことなしに「そこにいてもいいのだ」と安心することはできず、空気を読んでいなければすぐさま排除されてしまう、そんな虚無な関係でしかありません。

子どもがさまざまな感情を抱くことは、成長し、親のもとから飛び立ち、自立するためには、通らなければならない道です。

親に対する違和感（自分との差異）、親の過干渉がうっとうしくなる、そういう部分が子どもにとって大きくなるから、親元をそろそろ離れて、自分の足で立とうとする。そういう自然な成長過程での感情を潰してしまう行為は、子どもを壊していくことであって、子育てではないのです。

完全な親になる必要なんてありませんし、完璧な親も存在しません。

親が子育てですることは、子どもに、

「ありのままの感情を抱いていいいんだよ」

と、安心させてあげることです。

「どんなことにチャレンジしてもいいし、何度失敗したっていい」

「あなたらしく生きていてくれさえすればいい」

「あなたは大丈夫」

そういうメッセージを子どもに伝え、人生を自分の足で踏み出すお守りとして心に抱かせることだと、私は思っています。

マイナスと呼ばれる感情でもプラスと呼ばれる感情でも、どんな感情が浮かんでも許せれば、人は「私、生きている！」と実感することができます。

そして、もしもあなたが、そういうメッセージを受け取ってこないまま大人になってしまったのなら、今からでも大丈夫です。自分の中の不安な自分に、繰り返しこのメッセージを伝えてあげましょう。

自分が自分を慈しみ、育て直すことは可能です。いつからであっても、**気づいたときが生き直す絶好のチャンスなのです。**

Column

心の冷えが体に出る　症例④
長引く喘息《ぜんそく》

喘息に悩む三十代の女性からいただいたお便りからは、とても真面目に頑張っているのに、苦しみから抜け出せないつらさがあふれていました。

その方はまだ幼いお子さんがいて、契約社員として働いています。

子どもの頃からの喘息と皮膚炎による痒《かゆ》みと乾燥があり、ステロイド外用薬を必要に応じて使用していました。出産を機に脱ステロイドをしたけれど、喘息の吸入薬を一日一回は使用している状態。

仕事で疲れたり、誰かと言い合いになったりなどのストレスがかかると、皮膚が痒くなったり、喘息の発作が起こるとのこと。

それらの改善を目指して、ヨガをしたり、食べるものに気をつけたり、頑張りすぎないようにしているとのことです。心の持ちようや、運動をすると症状が改善するので、自分を変えていこうと努力しているとのことでした。

私がこの方のお便りを読んだときに、まずはっきりと感じたのは、ご自身の親子関係で、しっかりとした甘えの時期がなかったのだろうな、ということでした。甘えきれないまま大人になって、今に至っている。そういう印象を受けました。

そのように返信すると、彼女からの返事で、やはり彼女は子どもの頃からお母さんに安心して甘えたことがなく、「自分が嫌われている」と感じたことを今でも覚えていて、親に褒められたい、気に入られたい、という気持ちがずっと心にある、とのことでした。

そして今は、ご主人にも甘えることができず、甘えたりしたら「わがままだ」と思われてしまうのではないか、と思っているとのことでした。

とても気の毒な状態です。でも、そうやって苦しんでいる方はとても多いのです。

私はこう返信をしました。

「わがままをしたらいけない、が違います。自分の思い通りに振る舞うことは、人として非常に大切です。それをしたことで怒られたりしていた経験があると、自分の思うことをしたらいけない、それはわがままで甘えだ、という思考になります。

わがままでいいのです。自分がしたいようにするから、ほかの人のためのこともできるのです。『甘える』は自分のこうしたいを相手に伝えること。ご主人があなたのことを『わがまま』と感じているようだとありますが、あなたは『こうしたい』と伝えたこととありますか？『こんなこと許されるはずがない』と決めているのは自分かもしれない、という部分を見てみてください。『わがまま』『甘え』、人間らしくていいと私は思います。

気道や食道の病や症状は、言いたいことを言えずに隠したり抑えたりしているために気詰まりをして起こるというふうにも考えられます。

今後は運動で気の巡りをよくすることに加えて、言いたいことは隠さず言ってしまう。言ってから、何か相手から言われたらそのときに考える。言う前からあれこれ考えない。このようにトレーニングしていくといいと思います」

この女性と同じように、人に甘えることはいけないことだ、人にわがままをしたらいけない、と思って自分なりに、真面目にコツコツと頑張って自立しよう、自立しよう、ともがいている方が大勢いらっしゃるのではないでしょうか。

「人は一人では生きていけない」とよく言われますが、他人に頼るところは頼り、迷惑をかけるところは迷惑をかけながら生きていくから、心から感謝ができるのだと思います。

けれども、幼いときに甘えたらいけない、迷惑をかけたらいけない、と親に植え付けられてきた人は、大人になると、「自分だけでどうにかしなければならない」と大きな荷物を抱え込み、自分にフタをします。

それが体に作用していろいろな症状や、病気を表出させるのです。

抱え込んだ大きな荷物で自分にフタをすることで、出せなかったものは別のところで出さざるを得ません。それで、言いたいことが言えない人は食道の詰まり感、気道の閉塞感、胸のつかえ感として症状が出るのでしょう。

子どもの頃には戻れませんが、「今」からの未来は変えることができます。

あなたはもう過去にいるのではなく、今、ここにいて、この家族や周りの人と意味があって一緒にいるのです。

処方箋その5

「自分で決めた人生」で幸せになる

「本当の自分」に素直になる

自分に素直に生きるというのは、考えていることと、話すことと、行動することが、一致していることです。

そして自分が感じてやりたいな、と思ったことを素直に行動に移せることは、とても楽しいことだし、人生を充実させることでもあります。

自分が決めたことをやることで、精いっぱい力を注ぐことができ、継続することによって、結果も出てくるでしょうし、その結果に対して人が好き勝手に評価をする場合もあるでしょう。

一方で、素直とは逆の生き方があります。

この豊かさにあふれ、選択肢があふれている世界の中で、私たちはたくさんの「他人のきらびやかな結果」を目にするようにもなりました。

そうすると自分も、「きらびやかな結果」を得て人に評価をしてもらいたい、他人に称賛されるような「何者か」になりたい、と思うようになります。

そのために一生懸命に行動をし、**自分が本当に思っていることや考えていることには無関心になってしまう、**そんな、素直とは逆回転の生き方で空まわりしてしまうパターンがあるのです。

そうして空まわりが続き、思うように「きらびやかな結果」が得られず、人からも評価をされないとなると、すぐまた違うものを求めて、本を読みあさり、セミナーに出かけ、自己啓発にはまり、そこでもまた本来の自分が思っていることや考えていることには無関心になってしまうのです。

そうして素直さとは逆回転の生き方をしていると、どんどん自分の心から遠ざかり、心は冷たく冷えていきます。

最初から「人から評価されそうな結果」を求めて行動を起こすと、うまくいくことはそうそうありません。

例えば、「リーダーになりたい」と願う人がいますが、リーダーとは実際は、自分が決めたことをひたすら全力を尽くして継続した結果、必然的にリーダーというポジションになってしまうのであって、「リーダーになるために」行動をしていたわけではないのです。

また「人の役に立ちたがる」人もいますが、人の役に立つために行動をしたにもかかわらず、他人が思うように評価をしたり感謝をしてくれなければ、その人はどう感じるでしょう。本当に人の役に立つときとは、その人が自分で決めて行動を一生懸命続けた結果、たまたま人の役に立ってしまった、そういうことではないでしょうか。

行動を起こすときは、「自分が本当は何をしたいのか」から出発することが重要です。

そうすれば、うまくいかなかったとしても、うまくいくまで試行錯誤するでしょうし、飽きるまでそれを継続するでしょう。

すべての行動の出発点は、自分がやりたいかどうかです。自分の心に問い合わせ、ゴーサインが出たことを、ただひたすら夢中でできるまでやるだけです。

与えられた役目をどうするかで人生が変わる

現代の日本に住んでいる私たちは、**自分の人生で起きることはすべて、自分自身の手で自由に選べるのだと思い込んでいます。**

でもよくよく考えてみると、私たちが日々はたしている多くの役目や仕事は、自分で選ぶより、与えられてしていることが多いと思いませんか？　実際は、一度の人生のうち自分で選べることなんて、意外とささやかなことだけです。

例えば、私は病院の外来に出ているときに、やってくる患者さんを選ぶことはできません。子どもがいつ熱を出すかも、選ぶことができません。天気も選ぶことができないので、急に雨が降って洗濯物が台なし、ということもあります。

いろいろなことは選べません。**与えられる中で、ベストを尽くすだけです。**

それがこの世に生きていることなのだと思うのです。

同様に、好もうが好まざろうが、社会に生きている私たちにはさまざまな役目が与えられます。

仕事や家事、地域での役目など、それらは自分で選んでやることもできますが、他人から、あるいは状況からやらざるを得ない、向こうからやってくる役目もたくさんあります。

これらの「与えられた役目」をどうこなすかによって、自分の人生は大きく変わります。

「仕方なくやらされている」ことを長期間無理して続けていると、心はそのつらさから自分を守るために、何も感じないように自らをブロックしていきます。

喜びも悲しみも、疲れも、ストレスも、まるで感じなくなっていき、心は硬く冷えきってしまいます。

すると当然、冷えきった心とつながっている体にも、さまざまな不調が出てくるようになります。

それでも、与えられるものから逃げてばかりでは、私たちは社会の中で機能がはたせません。いったいどのように心構えを持ったら、個人が心を冷やすことなく、それぞれの人生をできるだけ満足して生きることができるのか、考えてみましょう。

決まっていないことを心配しすぎたり、起こっていないうちから不安になったりする人は、与えられる前から「自分に何を与えてもらいたいか?」を選別するために、ムダにエネルギーを消耗してしまいます。

そして、実際に役目や仕事が与えられたときには、残りのエネルギーが少ないために、すぐに疲れてしまうので、はたすべき役目や仕事に専念することもできません。どんなに頑張っても、自分が十分に機能できていなければ、周りにいる人からの評価を得ることもできないのです。

「こんなにいつも疲れるまで頑張っているのに、どうして私は成果が伴わないのだろう?」

このようなつらさを感じている人は、自分が与えられる前から無用な心配をすることにエネルギーを消耗していないか、確認をしてみてください。

一方で、自分自身を上手に機能させている人というのは、与えられるまでムダに心配したり、不安がったり、ということに自分のエネルギーを使いません。
与えられて、それを自分が引き受けると決めてから初めて、その役目や仕事に全エネルギーを注ぐのです。しかもそのエネルギー配分やペースは自分自身が積んできた経験に基づいて配分するのですから、心を硬くせずに、主体的に役目や仕事に取り組むことができるのです。
自分の活かし方をわかっているので、効率よく、成果や結果も得られます。そして、毎回そのような姿勢で役目や仕事に取り組んでいる姿を見ている周りの人からの評価も、自然といいものになるものです。

いずれにせよ、与えられたものであっても、自分がしたくてやることであっても、「やる」と決めているのは自分です。

引き受けたのなら、それを「どうやって自分らしさを活かしてやっていこうか」という試行錯誤をすることが、飽きずに役目や仕事をするコツなのです。

心からの欲求に従うということ

前項では、人生で与えられた役目をどう行うかについて書きましたが、与えられた役目や仕事ばかりをただ淡々とやり続けるだけでは、私たちの心は冷えてしまいます。

そこに必要になるのが、「自分の素直な欲求に従うこと」です。

病院には、日々の役目があまりに忙しすぎて、自分が疲労しきっていることにすら気がつけない患者さんが大勢いらっしゃいます。

なぜ、自分が疲れていたり、消耗していることに気がつけないのかというと、それは心が冷えきって機能していないからなのです。

心が冷えて固まれば、何も感じないようになり、毎日繰り返される日常に何の疑問も感じることがなくなるので、創意工夫をして少しでも改善しようとすることもありません。

心に「疲れている、眠たい、つらい」などの反応が起きれば、脳が心の欲求を満たすために考えて、対処することができるのですが、心が冷えて疲れきり、何が起こっても心の反応が起こらなくなれば、脳だって状況を改善するために対処法を考えることすらできないのです。


心が冷えて固まらないようにするために、私たちは日頃からできることがあります。それこそが、**「自分の素直な欲求に従うこと」**なのです。

本当に私たちが今したいことというのは、実はささやかなものです。

まずは日常の中で、自分の素直な欲求を聞き取ろうという努力をしてみてください。

・ゆっくり寝たい。
・温かいお風呂につかりたい。
・おいしいものが食べたい。

・きれいに片付いた部屋でくつろぎたい。……

そのような自分のささやかな欲求に応えてあげることによって、心は冷えきることなく、出来事に反応することができるのです。

昨日は気分がよかったのに、今日は落ち込みがひどい、などのアップダウンが激しい人も、**心が疲れ気味で、余裕がなくなっているサインです。**

温かい心、反応がいい心は素直です。感じたままを、表現することができます。そして心が感じれば体もそれに対応するのですから、気が通り、心身の調子も整うのです。心が冷えきって反応が鈍く、いつも疲れっぱなしな体をひきずっていると、心と体の気のめぐりも悪くなり、結果、**さらに心身の調子が崩れていくばかりです。**

たくさんの与えられた役目や仕事で、自分を活かしたい、自分らしく日々を送りたいのなら、**まず自分自身の心身を整えること。**

気が巡っていて元気であることです。

そのためには、自分のささやかな素直な欲求にその都度耳を傾けて、応えてあげてください。

医者は病院で「おだいじに」と患者さんに声をかけますが、**「自分のことを大事にする」というのは、このように自分のささやかな欲求にきちんと応えてあげることなのです。**

調子が悪くなったら病院に行って、与えられた薬をのむだけで、またすぐにいつも通りに過ごしていたら、同じように病気を繰り返す人生になるでしょう。

私たちはロボットではありません。ただ、効率よくやるだけ、こなすだけ、では日々は味気なく、また疲れがたまる一方になります。

自分で選んだことも与えられたことも、心で感じながら行為をすることによって、心のこもった行いができるのです。

結果を引き受けるということ

人生には、予想外の出来事が起こることもあります。

人によっては、一時期にあらゆる予想外の出来事が立て続けに起きて、参ってしまうこともあるでしょう。そういうときには、つい人のせいにしてしまいたくもなります。

けれども、人のせいにしてしまった瞬間から、他人を疑い、社会をうらみ、**自分に与えられているものに気がつく**ことができなくなります。

さらに、自分で決めて動いたはずの結果を、引き受けることが怖くなります。

動けないのは人のせい、決められないのも人のせい、人のせいにすることがクセになってしまいます。そうなると、自分が感じたことを試し、結果を引き受けるという**「自分が主体の生き方」**から、段々と遠ざかっていってしまいますね。

いつまでも人のせいにして、誰かを責め続けることは、「ひどい出来事があった瞬間」に自分の人生を止めてしまうことになります。それ以降の人生を惰性で生きるしかなくなってしまうのでは、もったいないですね。

つらい出来事が襲いかかってきたときには、無理やりポジティブにならなくても大丈夫です。それは現実逃避になり、不安な気持ちにフタをしてしまいこんでしまうことになりかねません。

たとえネガティブな感情であっても、喜怒哀楽をしっかりと飽きるまで味わいましょう。それを感じきって、感じることに飽きたとき、

「さあ、そろそろ再出発しようじゃないか」

と、また自分の足で歩けるようになるのです。

つらいときこそ、自分の人生を振り返るよいきっかけになったり、自分の痛いところが見えてきたりするチャンスです。

生き急ぐ必要はありません。ゆっくり、足元を確認しながら行くときだって、人生には必要なのです。

「理想の生き方」という正解はない

私はこれまで、病院や在宅診療などを通し、多くの方の死に際にたずさわってきました。

そこで感じたのは、**「死にざま」はその人の「生きざま」であるということです。**

その人がどのような心持ちで生きてきたか、自分をどう扱ってきたか、それらすべてがまとめてその人の最期に表現されるのを、たくさん目にしてきました。

その人の業績や、持ち物、地位や名誉、人脈などは、死に際してはあまり関係がないようです。

「自分自身をごまかさずに満足して日々を過ごしてきた人」は死に際しても落ち着いていらっしゃるように見えました。

一方で、自分自身のことをおろそかにし続けたり、常に周りの目、世間の目ばかりを気にして生きてきた人は、

「どうして私がこんなことに……まだやりたいことがたくさんあるのに……！」

と後悔なさることが多いように見えました。

いずれにせよ、死に際してはいい人も悪い人も、レベルの高い人生も低い人生も何もなく、ただ、「生きてきたように死ぬ」のであり、そこには価値づけする意味すらないのだ、ということを教えられたのです。

私たちは、例えば身近な人の死を通して、人も自然の一部なのだ、ということを知ることがあります。森の木々が循環するように、**人もまた生まれた瞬間から、死に向かっていることを忘れてはいけないのです。**

だからこそ、生き方の「正解」を求めたり、人より価値ある人生を生きたいと願ってさまようのではなく、

「今、自分の心で感じることができているか？」

「今、目をつぶってただ走り続けていないか？」

ということにきちんと意識して、一日を終えることがとても大切なのだ、と私は思います。

自分を慈しみながら生きる

自分が歩いてきた道をときどき振り返り、そして、

「これまで無事によくやってきたね」

と慈しむことができていますか？

大人になれば誰も褒めてくれたり、認めてくれたりはしませんね。自分だけが、自分のしてきたことをよく知っています。

そしてそれを「よく頑張ってきたじゃないか」と慈しむことができるのも、自分なのです。


何かを追い求め、無我夢中で暗中模索しながら、焦って追われておしまい、というのでは、自分らしい人生が何だったのか、最期のときになっても「わからない！」と叫びたくなるかもしれません。

日々自分の目を開いて、見て、心で感じながら味わって一日を終えることを繰り返し、自分の後ろに道として残ったものが、「自分らしい人生」なのです。

私たちも、小さな子どもだった頃は何も心配事もなく、のんびりとボーッとしたり、くだらないことで笑ったりしていたはずです。

そんな自分が成長してここまで無事に、不器用なりに生きてこられたのです。

まずは、そこをきちんと認めてあげましょう。

自分が歩いてきた道を慈しむことをせず、ただ、

「私はなぜ、人と違ってこんなにダメなの！　もっと頑張らなければ生きている価値がない！」

と自己卑下ばかり繰り返していたのでは、心は冷えきり、やる気はそがれ、心身の調子は狂ってしまいます。

自分を慈しむだけでいいのです。まずはそこをきちんとできたのなら、

「さあ、じゃあ私は今日からどう生きようか？」

と次に歩を進める気持ちにもなるものです。

幸せは人それぞれ

インターネットが発達したことで、私たちは過去にないような情報社会に生きるようになりました。そして、日本に住んでいると豊かさがそこら中にあふれています。モノがたくさん余っていますし、電気や水で困ることもありません。

このようなさまざまな情報や、モノがあふれた社会で生きていると、**選択肢が多くなりすぎて、自分の幸せが何なのか見失ってしまいがちになります。**

実際に、あちこちで幸せ探しをして迷子になっている人がたくさんいます。

足りない、まだ足りない、と求めすぎることによって、心は疲弊し、心の感度は下がっていきます。どんどん新しい、強い刺激を求めて、心がさまよいます。

これでは、困るのです。

自分の幸せが何かの答えは、外の情報の中にはありません。答えは自分の心の

中にあります。

そして個人の幸せ、というのは他人と比較したり、競争したり、見せびらかしたりするものではなく、自分が幸せだと実感できていることが、何より大切なのです。

さて、これだけいろいろなモノがあふれて、いろいろな経験ができるようになっていますが、**あなたの幸せは、どんなことですか？**

どんなにモノがあふれようと、豊かになろうと、いろいろな経験ができようと、私たちは自分の日々の生活の中でしか、幸せは見つけることができません。

なぜなら、人は食べる、寝る、排泄《はいせつ》する、が基本だからです。

これらをおざなりにし、適当な生活をしながら、外に新しい、強い刺激を求めて出歩いたところで、エネルギーやお金を浪費するだけです。

病院の外来に訪れる、いつも何かしらの不調を抱えている方の中には、生活がめちゃくちゃになっている方も少なくありません。今朝何を食べたかもよく覚えていないほど、口に入れるものに無関心です。

私たちは生きている限り、衣食住をある程度整えることは、避けて通れません。**衣食住がそのまま、その人の健康の土台となるからです。**

元気に寿命をまっとうしているお年寄りは、もれなく自分で台所に立ち、自分で作れる簡単な料理をしています。

「いちいち作るのはしんどいよ。でもやらなきゃダメだと思って毎日やってる」

「一人暮らしだから一回作ったら同じものを何度でも食べてるよ」

と、朗らかに教えてくださいます。そういう方は、90歳を過ぎても決して「めんどくさい」とは言いません。

「今、自分が欲しているものは何なのか？」

このセンサーが鈍ったり、壊れてしまっている人が目につきます。

どうしてセンサーが鈍ったり壊れたりするのかというと、**「周りの目を気にしたり、周りの基準に流されてしまっているから」**ということが多いのです。

例えば、自分や家族が欲していることをせずに、疲れていても休日はみんなで出かけて買い物をして、おいしいものを食べないと置いていかれている気がするとか、お友達家族を呼んで華やかなホームパーティーをしなきゃとか、雑誌やテレビに出ているような「〇〇スタイル」な暮らしをするのが「ステキな暮らし」だと勘違いしてしまうこともあるのでしょう。

日々、繰り返している衣食住について、もう一度見直してみませんか。

自分が素に戻る場所、ありのままの自分でいられるのが、自分の家、部屋です。そこをなるべく整えていくことが、幸せに直結するのです。

大げさなことをしないで、地味だけど確実に幸せになれるのが、衣食住です。自分なりのルールをつくり、日々の衣食住を整えればいいのです。人の目を気にした「〇〇スタイル」なんて不要なのです。

衣食住を整えていくと、自分の体調が悪いときに早い時期に気がつくようにもなります。

そうすると、体調が悪くなってもすぐ病院ではなく、自分の身の回りを見直し、スケジュールが過密ではないか、休んでいるか、食べ物はきちんと食べているか、清潔さは保てているか、そういったことを点検し、見直すだけで、**自分の体調が改善されることだってあるのです。**

逆に、調子が悪いから病院にかかって薬をもらい、症状だけ抑えてもらったとしても、自分や家族にとって必要な衣食住が整っていなければ、慢性疲労、イライラ、不眠、頭痛、消化不良、ありとあらゆる体調不良が年々ひどくなっていくでしょう。

放置すれば大きな病気に進展してしまう可能性も高くなります。

「今、自分が、家族が欲していることは何なのか？」

このセンサーを今日から研ぎ澄ますことで、もっともっと心地よく、健康に過ごせるようになるのです。

休日疲れていたら、一日中布団にいたっていい。

思いっきりジャンクフードが食べたいなら思いっきり食べればいい。

部屋がごちゃごちゃしていて気持ちが落ち着かないなら、思いきって片付けをすればいい。

「意に反して、やりすぎない」。これだけ気をつけていれば、あとは自分なり、で大丈夫です。

食べる、寝る、排泄する、やりたいようにやる、がきちんと気持ちよくできるようになると、心身がズンと落ち着いてくるのがわかります。

そうすると、これまでむずかしいことをいかに考えすぎていたのか、新しいことを求めすぎていたのか、もっとすごい自分になろうと無理をして頑張りすぎていたか、そういったことに気がつくことができるようになります。

ただ、「衣食住を整える」と言っても、何も、無農薬・無添加の素材で一日かけて料理を作ったり、すべて手作りにしなければならない、とかいうわけではありません。あるいは新しい服をそろえたり、または、極端なミニマリストのような片付いた部屋にしろ、と言っているわけでもありませんよ。

自分にとって、家族にとって心地いい、食べる、寝る、排泄する、着る、清潔にする、を「自分なりに」で創造し続けていけばいいのです。

実は、それはこれからの人生で好きなだけ選び、変えていくことができるので、とても豊かなことです。

そのときどきの年齢、季節、性別、家族構成、そして今の自分の気分、さまざまな変化していく要素に合わせて、衣食住を衣替えしていくことは、**終わりがない豊かな創造の旅**です。

そして、整ってくれば、自然と心身はいつもいい状態でいられ、調子が悪くなったときにも少しの変化に気がつくことができるので、大きな落ち込みもありません。

幸せは、むずかしくありません。シンプルなところにこそ幸せがあります。

そして、個人的な幸せに気がつける人、それを大切にできる人は、自分の人生も自分の体調も、主体的に整えていくことができるのです。

おわりに

私はいつも外来で、患者さんとたくさんお話をしています。

心が冷えきって固まっていることを必死に隠し、

「私は大丈夫ですから」

と強がりながらも、病院で私の目の前に座ると涙を流す患者さんをたくさん診てきました。

目の前で泣く人の後ろには、たくさんの同じように悩む人々がいるのだ、といつも思っています。

やるべきことが多すぎて、目指すべき目標が高すぎて、期待されていることが重すぎて、評価されることが怖すぎて、疲弊しきって心も体もすり切れてしまっている人が、冷えきった自分の心を整えることによって、自分の内側から治癒に向かうことができたら、という気持ちで本を書き進めてきました。

かつて私にも、心が冷えきって苦しんだ時期がありました。

そのとき私は、早朝にひたすら山を歩きました。自然そのものの中を歩くことによって、人もこの自然の一部なのだ、人も本来の持って生まれた姿でいることが、一番楽で、自分らしい生き方ができるのだ、ということがわかりました。そうして、それまで自分を取り繕うためにつけていた飾りを、一つ一つ外していく作業をしたのです。

飾りがなければ自分ではなくなる、と思い込んでいましたが、飾りをとってみたら、そこにいたのは懐かしい自分だったのです。

「かつて私は、こうだった」

という姿に戻れたとき、自然と涙が流れ、とても清々しい気持ちになったことを覚えています。

以来、私は自分の欲求に素直に生きるようになり、心身が疲れることも激減しました。何より、朝起きて、家族にごはんを食べさせ、仕事に行ってたくさんの患者さんと話をし、帰宅して、夕ごはんを作り、温かいお風呂に入って雑魚寝する、こんな何気なく繰り返される日々がとても愛おしく思えるようになったのでした。

自分の心と通じるようになると、食べて・寝て・起きるだけで、生きるエネルギーが自然にあふれてくるようになります。

そして、他人の評価や承認が不要になります。

自分の心が満足しているのだから、他人がどう思おうとそれはそれでいいではないか、と思うようになるのです。


本書では私自身の経験と、日々向き合う患者さんやメルマガ読者さんたちの声から、多くの人に共通する悩みや、つまずきやすい部分、生きづらさについて、私なりに考えてヒントを書きました。

たとえ今、心の声が聞こえなくても、体は正直に教えてくれています。

まずは自分の体、そして心に目を向け、これまでの人生を自分と共に歩み続けてきてくれたことに感謝し、そして、

「無理をさせすぎて、無視をしてきて、ごめんなさい」

と言えたら、そこから新しい歩みが始まります。

自分を労り、慈しむことができるのは自分だけです。他人によっていくら癒やされたい、治してもらいたい、と願っても、自分よりうまく癒やしたり、治したりできる人はいないのです。

「自分らしく自由に生きる」

という言葉は口では簡単に言えますが、一生の時間をかけて取り組みたい、人生で一番大切なことだと思います。

この本がみなさんの心に一つの点を落とし、それが広がって、昨日よりも今日が楽になりますように。

今日より明日の自分に満足ができますように。

あなたの心と体があなたの魂とつながりますように。

小室朋子

小室朋子（こむろ ともこ）

内科医。東京慈恵会医科大学附属病院のERや個人病院など、勤務医としてこれまで述べ約四万人の患者を診る。

原因不明の体調不良の患者から終末期患者まで、幅広い年齢、症状に苦しむ人々に寄り添う中で、病気や体の不調の多くが心の不具合を原因とした体が発するサインであり、自分の魂が喜ぶことをすれば内側から治癒が起こり始めるという確信を持つ。現在は病院勤務の傍ら、直接診られる患者だけでなく、より多くの病める人に改善のきっかけをつかんでもらいたいと、ブログやメルマガで「本当の健康の話」を発信。口コミで評判を呼び、心・体・魂をトータルで診る女医として注目されている。

●女医とも子の本当の健康生活
http://comuron001.com/

心の冷えとり
人生を変えるのに必要な38のレッスン

2018年1月28日　第1版第1刷発行

著　者　小室朋子

発行者　玉越直人

発行所　WAVE出版
〒102-0074　東京都千代田区九段南3-9-12
TEL 03-3261-3713
FAX 03-3261-3823
振替 00100-7-366376
E-mail: info@wave-publishers.co.jp
http://www.wave-publishers.co.jp

印刷・製本　シナノパブリッシングプレス

NDC159 191p 19cm
ISBN978-4-86621-122-0